Studien zur Prävention in Allergologie, Berufs- und Umweltdermatologie

Band 9

Herausgegeben von Prof. Dr. med Swen Malte John

Swen Malte John (Hg.)

Forschungsbericht 2003–2008

Mit 1 Abbildung und 1 Grafik

V&R unipress

Universitätsverlag Osnabrück

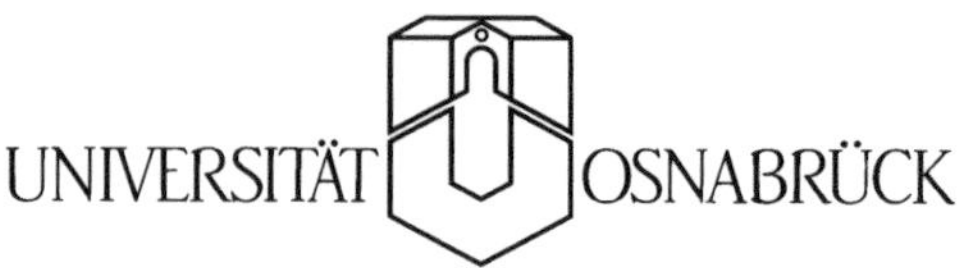

Redaktion:
Matthias Mertin sowie Prof. Dr. med. Swen Malte John

Unter Mitarbeit von Alexandra Lorch

Bibliografische Information der Deutschen Nationalbibliothek

Die Deutsche Nationalbibliothek verzeichnet diese Publikation in der Deutschen Nationalbibliografie; detaillierte bibliografische Daten sind im Internet über http://dnb.d-nb.de abrufbar.

ISBN 978-3-89971-715-0

Veröffentlichungen des Universitätsverlages Osnabrück erscheinen im Verlag V&R unipress GmbH.

Gesamtherstellung: Hubert & Co., Göttingen
Gedruckt auf alterungsbeständigem Papier.

Inhalt

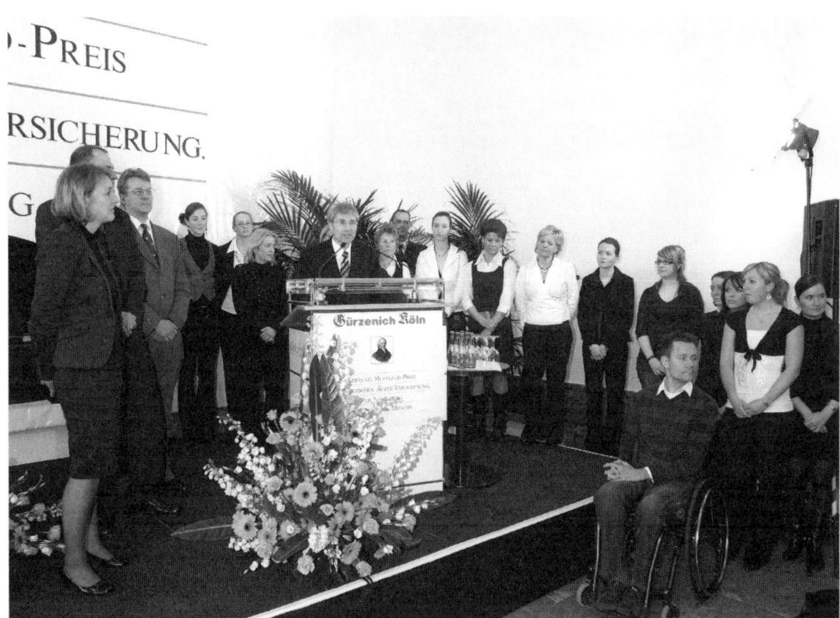

Hufeland-Preis, Verleihungs-Festakt 19.03.2008, Köln

Abkürzungen

ABD	Arbeitsgemeinschaft für Berufs- und Umweltdermatologie e.V.
ACDS	American Contact Dermatitis Society
AGNES	Arbeitsgemeinschaft Neurodermitisschulung e.V.
AK	Arbeitskreis
APEODS	Asia-Pacific Environmental and Occupational Dermatology Symposium
AUVA	Allgemeine Unfallversicherungsanstalt
BGFA	Berufsgenossenschaftliches Forschungsinstitut für Arbeitsmedizin
BGW	Berufsgenossenschaft für Gesundheitsdienst und Wohlfahrtspflege
BK	Berufskrankheit
BKV	Berufskrankheitenverordnung
BLB	Bundesverband der landwirtschaftlichen Berufsgenossenschaften
BLK	Bund-Länder-Kommission für Bildungsplanung und Forschungsförderung
BUK	Bundesverband der Unfallkassen
BVDD	Berufsverband der Deutschen Dermatologen
CILAD	Colegio Ibero Latinoamericano de Dermatologia
DDG	Deutsche Dermatologische Gesellschaft
DGUV	Deutsche Gesetzliche Unfallversicherung
DKG	Deutsche Konntaktallergie-Gruppe
DVGPR	Deutsche Vereinigung für Gesundheitspädagogik in der Prävention und Rehabilitation e.V.
DWFA	Dermatologische Wissenschafts- und Fortbildungsakademie
EAACI	European Academy of Allergology and Clinical Immunology
EADV	European Academy of Dermatology and Venerology
eds.	editors
ESCD	European Society of Contact Dermatitis
G24	Berufsgenossenschaftlicher Grundsatz 24 für arbeitsmedizinische Vorsorgeuntersuchungen
GefStoffV	Gefahrstoffverordnung
Hrsg.	Herausgeber
HVBG	Hauptverband der Gewerblichen Berufsgenossenschaften
ISBS	International Society for Bioengineering and the Skin
ISCD	International Symposium on Contact Dermatitis
ISICD	International Symposium on Irritant Contact Dermatitis

ISSI	International Society for Skin Imaging
IVDK	Informationsverbund Dermatologischer Kliniken
IVSS	Internationale Vereinigung für Soziale Sicherheit
JArbSchG	Jugendarbeitschutzgesetz
LVBG	Landesverbände der Gewerblichen Berufsgenossenschaften
MdE	Minderung der Erwerbsfähigkeit
NDG	Norddeutsche Dermatologische Gesellschaft
OHAB	Optimierter Hautarztbericht
OHAV	Optimiertes Hautarztverfahren
OHSI	Occupational Hand Eczema Severity Index
PD	Privatdozent
ROQ	Medizinisch-berufliches Rehabilitationsverfahren Haut - Optimierung und Qualitätssicherung des Heilverfahrens
SG	Sozialgericht
SGB	Sozialgesetzbuch
SIP	Sekundäre Individual-Prävention
SMART	Schneller Modifizierter Alkali-Resistenztest
TIP	Tertiäre Individual-Prävention (stationäres Heilverfahren)

Geleitwort

Hans Joachim Schwanitz habe ich als jungen Assistenzarzt an der Univ.-Hautklinik Münster kennengelernt und mit ihm wenige Jahre zusammengearbeitet. Er war damals schon Dr. phil und durch sein wissenschaftstheoretisches Studium stark geprägt. Er brachte behutsam neue Aspekte in die Betrachtung von Krankheit und des Verhältnisses Arzt–Patient ein. Er erkannte früh, dass in der modernen Schulmedizin große Defizite gegenüber dem Patienten vorhanden sind in Bezug auf die Wissensvermittlung der medizinischen Erkenntnisse – der Arzt müsse dem Patienten die Erkrankung besser in verständlichen Worten erklären können, dabei aber auch Mitgefühl und Verständnis für das Machbare zum Ausdruck bringen. Er erkannte, dass wir Mediziner in dieser Hinsicht unzureichend ausgebildet sind und Hilfe von anderen Fachdisziplinen nutzen sollten. Als sich 1987 an der Universität Osnabrück die Möglichkeit bot, eine Arbeitsgruppe Dermatologie mit Schwerpunkt Gesundheitstheorie aufzubauen, griff er begeistert zu, obwohl ihm viele davon abrieten. Er habe sich doch gerade habilitiert und solle lieber den »klassischen Weg« zum Lehrstuhl einschlagen.

Gerade diese Kritiker mussten in den folgenden Jahren staunen, was in Osnabrück bewegt wurde. In seiner Habilitationsschrift konnte er belegen, dass die Atopie ein entscheidender Faktor für das dyshidrotische Handekzem ist. Wegen der sozio-ökonomischen Bedeutung des Handekzems konzentrierte er sich mit seiner zunächst kleinen Arbeitsgruppe auf diesen Formenkreis. Die Friseure hatten damals mit einer fast epidemischen Erkrankungshäufigkeit zu kämpfen: Neben dem irritativen Handekzem durch häufiges Haarwaschen in der Anfangszeit der Ausbildung kamen Kontaktsensibilisierungen auf den Inhaltsstoff der sauren Dauerwelle (Glyzerylmonothioglykolat) in erschreckender Häufigkeit hinzu. Viele Berufsanfänger, aber auch Friseure mit langer Berufserfahrung mussten ihre Tätigkeit aufgeben. Die Kosten für Behandlung und Umschulung stiegen in gigantische Bereiche und erhöhten spürbar die Beiträge für die gesetzliche Unfallversicherung. Es ist das große Verdienst von H. J. Schwanitz und seinem Team durch systematische wissenschaftliche Analysen zahlreiche Kausalfaktoren erkannt zu haben. Für den optimalen Wissenstransfer baute er früh auf Pädagogen, die er in den Berufsschulen einsetzte, um dort die hautschonenden Verhaltensweisen zu vermitteln und zu trainieren. Die »Hautschutzseminar« waren rasch erfolgreich und führten zu einem überzeugenden Rückgang von Neuerkrankungen im norddeutschen Raum. Das Prinzip wurde auf andere Risikoberufe übertragen und funktionierte auch dort, z. B. in der Alten- und Krankenpflege.

Durch seinen frühen Tod konnte H. J. Schwanitz leider nicht den großen akademischen Impakt seiner Arbeitsgruppe erleben. Es ist ein Glücksfall, dass Swen Malte John, der ihm von Münster nach Osnabrück gefolgt war und sich kurz vorher habilitiert hatte, mit der Leitung des Instituts beauftragt wurde. Mit der tatkräftigen Unterstützung verdienter Mitarbeiter wie Britta Wulfhorst, Meike Bock, Christoph Skudlik und Nanna Schürer wurden die Gesundheitspädagogischen Seminare in weitere Berufe ausgedehnt. Das bisher nicht standardisierte Heilverfahren wurde optimiert und einer Qualitätssicherung zugeführt. Das Hautarztverfahren wurde klarer strukturiert und durch flächendeckende Schulungen in der Akzeptanz erhöht. Die Hautphysiologie hat in Osnabrück eine Renaissance erfahren und wird seitdem erfolgreich bei verschiedenen Fragestellungen eingesetzt (z. B. Wiederbelastbarkeit der Haut nach einem Ekzemschub mit Hilfe des SMART; Schädigung der Barriere durch Detergentien, okklusive Handschuhe etc).

Durch ein gemeinsames Projekt für Beschäftigte in der Maschinenbau- und Metallindustrie konnten wir uns in Dortmund von der Effektivität der Hautschutzseminare anhand von jetzt über 100 Patienten überzeugen. Es ist von großer Bedeutung, den betroffenen Beschäftigten in der Frühphase ihrer Erkrankung die Kausalfaktoren für die Entstehung eines Handekzems didaktisch geschickt zu vermitteln. Schonende Hautreinigung, regelmäßige Pflege nach der Arbeit und adäquater vor Ort auch praktikabler Handschuhschutz sind die tragenden Säulen einer sekundären Individual Prävention. Das gemeinsame Auftreten von Dermatologen, Gesundheitspädagogen und sachkundigen Mitarbeitern der Präventionsabteilung der Metall- und Maschinenbau-BG Dortmund führt zu einer effektiven Beratung des Einzelnen. Der Erkrankte entwickelt eine tiefere Krankheitseinsicht und befolgt mit höherer Compliance die Empfehlungen von Arzt und Arbeitsschutz. Dadurch steigt nicht zuletzt seine Lebensqualität, ein bisher weitgehend vernachlässigter Faktor in der Berufsdermatologie.

Es ist äußerst erfreulich, dass durch die Gründung des iDerm und den Fortbestand des Fachgebietes Dermatologie, Umweltmedizin, Gesundheitstheorie der Universität Osnabrück die Arbeitsgruppe von Prof. John jetzt eine solide Basis für die vielen laufenden Forschungsprojekte gefunden hat. Berufsdermatologen und betroffene Patienten werden davon profitieren!

Dortmund, im Januar 2009

Prof. Dr. med. Peter Frosch

Vorwort

Vor 22 Jahren hat Herr Professor Dr. med. Dr. phil. Hans Joachim Schwanitz begonnen, an der Universität Osnabrück eine interdisziplinäre, präventivmedizinisch ausgerichtete Arbeitsgruppe aufzubauen. Mittlerweile ist die Prävention wissenschaftlich, aber auch sozialpolitisch zu einem Thema von großer Bedeutung geworden, was auch erklärt, warum die in Osnabrück bearbeiteten Fragestellungen auf nationaler und internationaler Ebene in letzter Zeit zunehmend Beachtung und Anerkennung gefunden haben.

Es ist erfreulich, und dies dokumentiert der vorliegende Forschungsbericht, dass es nach dem plötzlichen Tod von Hans Joachim Schwanitz am 20.06.2004 weitergegangen ist, und alle Beteiligten gemeinsam die Aufgabe geschultert haben, sein Vermächtnis einer wissenschaftlich begründeten berufsdermatologischen Prävention umzusetzen. Das Fachgebiet »*Dermatologie, Umweltmedizin, Gesundheitstheorie*« der Universität Osnabrück konnte dadurch mittlerweile in seiner Existenz gesichert werden und beträchtlich weiter wachsen. Allen Kollegen und Mitarbeitern, die das durch großen Einsatz ermöglicht haben (und ermöglichen), sei an dieser Stelle herzlich gedankt; ebenso der Universität Osnabrück und dem Land Niedersachsen, durch die wir große Unterstützung erfahren haben. Hier gebührt auch der Deutschen Gesetzlichen Unfallversicherung (DGUV) und ihren Mitgliedern für die Förderung einer Vielzahl von wissenschaftlichen Einzel- und Verbundvorhaben großer Dank.

Die kürzliche Gründung unseres Transfer-Instituts, des »*Instituts für interdisziplinäre dermatologische Prävention und Rehabilitation (iDerm)* an der Universität Osnabrück« mit den Standorten Osnabrück und Berufsgenossenschaftliches Unfallkrankenhaus Hamburg, markiert den vorläufigen Abschluss der Bemühungen, die Basis für langfristige präventivmedizinische Forschung im norddeutschen Raum zu schaffen.

Hans Joachim Schwanitz durfte leider nicht mehr miterleben, wie Berufsdermatologie und Prävention zum Motor der Integration der Dermatologie in unser verästeltes Sozialversicherungssystem geworden sind. Diese Entwicklung ist heute sehr weit fortgeschritten und hat gerade in den letzten beiden Jahren mit der »*Präventionskampagne Haut*«, der Anerkennung Osnabrücker dermatologischer Präventionskonzepte durch die Bundesärztekammer (Hufeland-Preis), dem »*Stufenverfahren Haut*« und dem »*Optimierten Hautarztverfahren*« wichtige Erfolge zu verzeichnen. Es bleibt zu hoffen, dass die verbesserten Möglichkeiten der berufsdermatologischen Prävention im Interesse betroffener Beschäftigter mit berufsbedingten Hauterkrankungen zunehmend genutzt werden; schließlich tragen sie auch zur Außenwahrnehmung unseres kleinen Faches bei und sichern langfristig seine Verankerung in bestehende Versorgungsstrukturen.

Wissenschaftlich belegbare Erfolge haben die Präventivmedizin in letzter Zeit schon allein aus ökonomischen Gründen in das Zentrum politischer Willensbildung gerückt. Die Absicht der Koalitionsregierung, Prävention zu einer »eigenständigen Säule der gesundheitlichen Versorgung (Koalitionsvertrag 2005)« auszubauen, ist im Lichte aktueller Erkenntnisse nur folgerichtig. Dies bestärkt uns umso mehr darin, mit der hier betriebenen Präventionsforschung fortzufahren, die das Anliegen hat, zur Qualitätssicherung von Präventionsmaßnahmen im Sinne einer *evidence based prevention* beizutragen. Dem Ziel, ein abgerundetes System aufeinander aufbauender und miteinander verzahnter Präventionsangebote für Menschen an hautbelastenden Arbeitsplätzen zu schaffen, sind wir erfreulich nahe gekommen. Hier ist durch die Neukonzeption des Hautarztverfahrens ein Durchbruch gelungen; das Verfahren wurde am 01.01.2006 – basierend auf den Erkenntnissen der Osnabrücker Pilotstudie im norddeutschen Raum (OHAV) – bundesweit eingeführt. Aktuell wird nun seine praktische Umsetzung im Zusammenspiel zwischen allen beteiligten Akteuren in der ersten randomisierten Studie zu Verfahrensarten in der gesetzlichen Unfallversicherung evaluiert (EVA_Haut). Parallel dazu wird im Rahmen einer bundesweiten Multi-Center-Studie (ROQ) das Heilverfahren nach dem »Osnabrücker Modell« für Menschen mit schweren berufsbedingten Hauterkrankungen und Allergien weiter optimiert.

Den Stellenwert, der derzeit der Prävention beigemessen wird, verdeutlicht eine gemeinsame Initiative von gesetzlicher Unfall- und Krankenversicherung, die *Präventionskampagne Haut* (»Deine Haut. Die wichtigsten 2 m^2 Deines Lebens«). Dieses erste trägerübergreifende präventivmedizinische Großprojekt in der Deutschen Sozialversicherung wurde von der Osnabrücker Arbeitsgruppe wissenschaftlich mitgestaltet.

Modelle für eine Verzahnung von ambulanter und stationärer Betreuung (integrierte Versorgung/»Entsektoralisierung») mit dem Ziel einer optimierten Kooperation der verschiedenen Leistungserbringer im Gesundheitswesen in Fragen der Prävention wurden an der Universität Osnabrück entwickelt und mittlerweile durch die Unfallversicherungsträger flächendeckend ermöglicht. In einigen Schwerpunktbereichen (z. B. Friseurhandwerk, Altenpflege) ist durch

Einführung dieser Maßnahmen bereits die Häufigkeit berufsbedingter Hauterkrankungen um mehr als 60 % zurückgegangen, und parallel dazu sind in gleichem Umfang die Kosten für berufliche Rehabilitationsmaßnahmen (Umschulungen) gesunken. Hier wird das sozio-ökonomische Potenzial von Prävention deutlich: Verbesserung der Leistungen für den Einzelnen und Maßnahmen zum Erhalt der Gesundheit und des Arbeitsplatzes sind bei gleichzeitiger Senkung der Kosten für die Solidargemeinschaft umsetzbar.

Zukünftig wird ein weiterer Schwerpunkt der Arbeitsgruppe, die Hautirritabilitätsforschung, vermehrt ausgebaut werden. Das Ziel ist eine noch spezifischere Prävention durch Prädiktion; hier wird das Instrumentarium für verbesserte Berufseingangsberatungen und prognostische Einschätzungen in der Berufsdermatologie entwickelt. An einem immuno-genetischen Verfahren zur Identifizierung von individuellen Risikofaktoren für chronische Berufsekzeme wird in einem Verbundprojekt mit den beiden Amsterdamer Universitäten bereits gearbeitet. Hierdurch wird zugleich eine pathogenetisch kausale Erklärung der im breiten Spektrum zwischen Hyperirritabilität und Toleranz (auch sekundär als »hardening«) beobachtbaren Phänomene angestrebt. Je mehr wir hier vorankommen, desto mehr wird es zukünftig gelingen, den Bereich der deskriptiven Empirie klassischer Hautempfindlichkeitstests zu verlassen und Patienten diese vollständig zu ersparen.

Der vorliegende Forschungsbericht gibt Auskunft über die wissenschaftlichen Leistungen des Fachgebietes der letzten fünf Jahre. Hierdurch sind auch die Grundlagen für die Institutsgründung (»iDerm«) und damit für die stetige Ausweitung der berufsdermatologischen Prävention im norddeutschen Raum geschaffen worden. Die Realisierung wäre nicht möglich gewesen ohne die tatkräftige Unterstützung vieler Entscheidungsträger in verschiedenen Institutionen, wie der Deutschen Gesetzlichen Unfallversicherung und ihrer Mitglieder, dem Berufsgenossenschaftlichen Unfallkrankenhaus Hamburg, den Niedersächsischen Ministerien für Wissenschaft und Kultur sowie für Soziales, Frauen, Familie und Gesundheit und der Universität Osnabrück. Ihnen allen sei an dieser Stelle herzlich gedankt.

Osnabrück, im Januar 2009

Swen Malte John
Leiter des Fachgebietes »Dermatologie, Umweltmedizin, Gesundheitstheorie«
Fachbereich Humanwissenschaften Universität Osnabrück

Kapitel 1 Personelle Zusammensetzung und wissenschaftliche Schwerpunkte

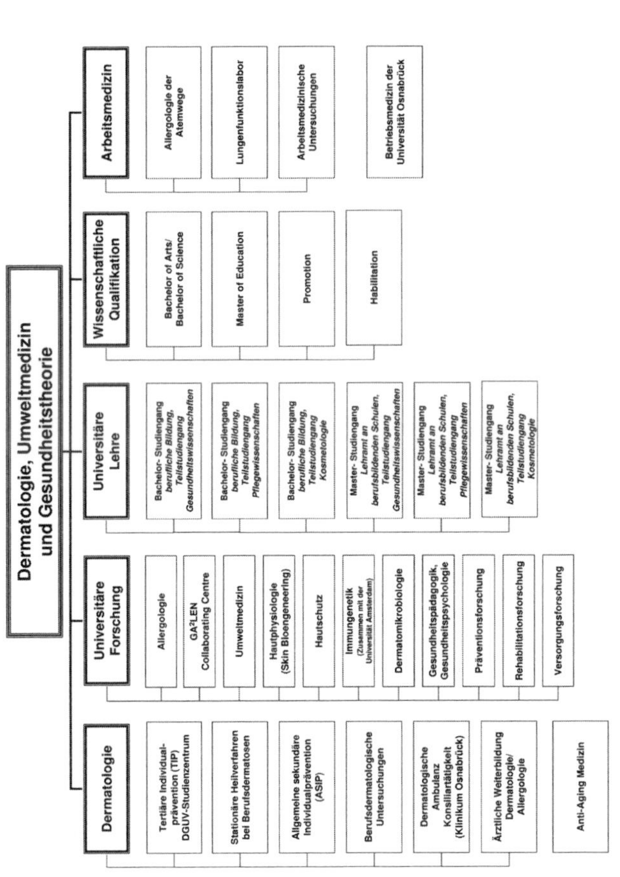

apl.-Prof. Dr. med. Henning Allmers, M.P.H.

1985 - 1991	Studium Humanmedizin in Göttingen und New York
1992	Promotion
1993	Fachkunde Rettungsdienst
1997	Facharzt für Arbeitsmedizin
1997	Zusatzbezeichnung Allergologie
1999	Zusatzbezeichnung Umweltmedizin
2001 - 2002	Studium Public Health an der Harvard Universität, Cambridge, MA, USA
seit 2001	Leiter des Betriebsärztlichen Dienstes der Universität Osnabrück und wissenschaftlicher Mitarbeiter
2002	Master of Public Health, Harvard University, Cambridge, MA, USA
2003	Habilitation
seit 2007	außerplanmäßiger Professor

Dr. med. Julia Caroline Becker

2000 - 2007	Studium der Humanmedizin an der Georg-August-Universität Göttingen
2007	Promotion
seit 2008	Assistenzärztin am Institut für interdisziplinäre Dermatologische Prävention und Rehabilitation (iDerm) an der Universität Osnabrück, Standort Berufsgenossenschaftliches Unfallkrankenhaus Hamburg - Dermatologisches Zentrum

Dr. rer. nat. Meike Bock

1990 - 1995	Studium Lehramt an berufsbildenden Schulen an der Universität Osnabrück
1995 - 1997	Graduiertenstipendium der Universität Osnabrück
seit 1997	Wissenschaftliche Mitarbeiterin im Fachgebiet Dermatologie, Umweltmedizin und Gesundheitstheorie, Universität Osnabrück
1998	Promotion

Antje Braumann

1999 - 2004	Pflegepädagogikstudium an der Humboldt-Universität zu Berlin
2004 - 2007	Kollegiatin des Graduiertenkollegs »Multimorbidität im Alter und ausgewählte Pflegeprobleme« der Charité-Universitätsmedizin Berlin, gefördert von der Robert Bosch Stiftung Promotion
seit 2007	Wissenschaftliche Mitarbeiterin im Fachgebiet Dermatologie, Umweltmedizin und Gesundheitstheorie, Universität Osnabrück

PD Dr. med. Kristine Breuer

1990 - 1997	Studium der Humanmedizin
1998	Promotion, Bernhard Nocht Institut für Tropenmedizin, Hamburg
1998 - 1999	Ärztin im Praktikum in der Klinik und Poliklinik für Dermatologie und Venerologie der Medizinischen Hochschule und der Landeshauptstadt Hannover
1999 - 2005	Assistenzärztin und wissenschaftliche Mitarbeiterin in der Klinik und Poliklinik für Dermatologie und Venerologie der Medizinischen Hochschule und der Landeshauptstadt Hannover, Forschungsschwerpunkt: Untersuchungen zur atopischen Dermatitis
2000	Neurodermitistrainerin nach den Richtlinien der Arbeitsgemeinschaft Neurodermitisschulung e.V. (AGNES)
2002	Neurodermitis-Akademie-Dozentin nach den Richtlinien der Arbeitsgemeinschaft Neurodermitisschulung e.V. (AGNES)
2003	Fachärztin für Dermatologie und Venerologie
2004	Zusatzbezeichnung Allergologie
2004	Zertifizierung Dermatologische Lasertherapie der Deutschen Dermatologischen Gesellschaft (DDG)
2005 - 2006	Chefärztin der Nordseeklinik Norderney
2007	Habilitation, Venia legendi für Dermatologie und Venerologie, Medizinische Hochschule Hannover
2007	Zertifizierung Berufsdermatologie (ABD)
seit 2007	Ständige Stellvertreterin des Chefarztes am Institut für interdisziplinäre Dermatologische Prävention und Rehabilitation (iDerm) an der Universität Osnabrück, Standort Berufsgenossenschaftliches Unfallkrankenhaus Hamburg - Dermatologisches Zentrum

Dr. med. Marc Alexander Ebisch

1990 - 1992	Studium der Humanmedizin an der Universität Hamburg
1992 - 1997	Studium der Humanmedizin an der Medizinischen Hochschule Hannover
1998 - 2004	Arzt und wissenschaftlicher Mitarbeiter an der Hautklinik der Universität Rostock
2000	Promotion
2004	Facharzt für Dermatologie und Venerologie
2005	Arzt in der Laserklinik des Elisabethkrankenhauses Berlin, Dermatologische Praxis Höhn in Köln
seit 2006	Wissenschaftlicher Mitarbeiter im Fachgebiet Dermatologie, Umweltmedizin und Gesundheitstheorie, Universität Osnabrück

Christine Janich

1997 - 2003	Studium der Psychologie an der Goethe-Universität Frankfurt a.M.
2003 - 2008	Weiterbildung zur Psychologischen Psychotherapeutin (VT) an der Goethe-Universität Frankfurt a.M.
2004 - 2008	Wissenschaftliche Angestellte im Zentrum für Psychiatrie, Psychotherapie und Psychosomatik an der Goethe-Universitätsklinik Frankfurt a.M.
seit 2008	Mitarbeiterin am Institut für interdisziplinäre Dermatologische Prävention und Rehabilitation (iDerm) an der Universität Osnabrück, Standort Berufsgenossenschaftliches Unfallkrankenhaus Hamburg - Dermatologisches Zentrum

apl. Prof. Dr. med. Swen Malte John

1977 - 1983	Studium Humanmedizin an den Universitäten Marburg, London und Bonn
1983	Promotion
1984	Wissenschaftlicher Angestellter am Zentrum für Anatomie der Universität Göttingen
1985 - 1990	Universitäts-Hautklinik Münster (Prof. Dr. E. Macher), Weiterbildung zum Arzt für Dermatologie/Venerologie, Allergologie
seit 1990	Akademischer Rat und Oberarzt im Fachgebiet Dermatologie, Umweltmedizin und Gesundheitstheorie, Universität Osnabrück
seit 1992	Akademischer Oberrat
seit 1994	Leitender Oberarzt
2000	Habilitation
2001	Zertifizierung »Berufsdermatologie« (ABD)
seit 2004	Leiter des Fachgebiets Dermatologie, Umweltmedizin und Gesundheitstheorie, Universität Osnabrück
seit 2006	Chefarzt des neu errichteten Dermatologischen Zentrums, Berufsgenossenschaftliches Unfallkrankenhaus, Hamburg
seit 2007	außerplanmäßiger Professor
seit 2008	Akademischer Direktor, Universität Osnabrück Wissenschaftlicher Leiter des Instituts für interdisziplinäre Dermatologische Prävention und Rehabilitation (iDerm) an der Universität Osnabrück

Dr. rer. medic. Liubov Khrenova

1998 - 2004	Studium Kosmetologie und Anglistik, Lehramt für berufsbildende Schulen, Universität Osnabrück
seit 2004	Wissenschaftliche Hilfskraft im Fachgebiet Dermatologie, Umweltmedizin und Gesundheitstheorie, Universität Osnabrück
2008	Promotion, Prädikat: summa cum laude

Katharina Juliane Lange

1997 - 2002	Studium der Pflege und -Gesundheitswissenschaften
2003 - 2006	Wissenschaftliche Mitarbeiterin am Institut für Community Medicine, Abtl. Epidemiologie an der Universität Greifswald, Projekt Rückenschmerz-Längsschnittstudie, Projekt Determinanten des Gesundheitsverhaltens bei Typ I Diabetikern.
seit 2006	Mitarbeiterin am Institut für interdisziplinäre Dermatologische Prävention und Rehabilitation (iDerm) an der Universität Osnabrück, Standort Berufsgenossenschaftliches Unfallkrankenhaus Hamburg - Dermatologisches Zentrum

Prof. Dr. rer. pol. Björn Maier

1993 - 1998	Studium Betriebswirtschaftslehre, Universität Mannheim
1999 - 2001	Wissenschaftlicher Mitarbeiter DFG Sonderforschungsbereich, Universität zu Köln
2001	Promotion, Universität zu Köln
2004 - 2007	Wissenschaftlicher Mitarbeiter Forschungsstelle Benchmarking, Universität Gießen
2008	Wissenschaftlicher Mitarbeiter, Universität Osnabrück
seit 2008	Professor und Studiengangsleiter Gesundheitswesen und Soziale Einrichtungen Duale Hochschule Baden-Württemberg Mannheim

Franziska Mentzel

1997 - 2005	Studium Humanmedizin an der E.-M.-Arndt-Universität Greifswald
2001 - 2006	B.A:-Studium der Kommunikationswissenschaften
2005 - 2006	Wissenschaftliche Mitarbeiterin am Forschungsinstitut für Diabetes »Gerhardt Katsch«, Karlsburg
2006 - 2007	Mitarbeiterin bei Bayer Vital, Entwicklung von Post-Marketing-Studien
seit 2007	Wissenschaftliche Mitarbeiterin im Fachgebiet Dermatologie, Umweltmedizin und Gesundheitstheorie, Universität Osnabrück

Matthias Mertin

1999 - 2005	Studium Diplom-Pflegepädagogik, Universitätsmedizin Charité, Berlin
seit 2005	Wissenschaftlicher Mitarbeiter im Fachgebiet Dermatologie, Umweltmedizin und Gesundheitstheorie, Universität Osnabrück

Elmar Meyer

1997 - 2004 Studium Humanmedizin an der Martin-Luther Universität Halle/Saale
2004 - 2006 Assistenzarzt Nordseeklinik Norderney
2006 Neurodermitistrainer (AGNES e.V.)
2006 - 2008 Wissenschaftlicher Mitarbeiter im Fachgebiet Dermatologie, Umweltmedizin und Gesundheitstheorie, Universität Osnabrück
seit 2008 Assistenzarzt am Institut für interdisziplinäre Dermatologische Prävention und Rehabilitation (iDerm) an der Universität Osnabrück, Standort Osnabrück

Marco Müller

2001 - 2006 Studium der Diplom-Pädagogik/Erwachsenenpädagogik an der Westfälischen Wilhelms-Universität Münster
seit 2007 Mitarbeiter am Institut für interdisziplinäre Dermatologische Prävention und Rehabilitation (iDerm) an der Universität Osnabrück, Standort Berufsgenossenschaftliches Unfallkrankenhaus Hamburg - Dermatologisches Zentrum

Heinke Schönen

seit 2006 Mitarbeiterin am Institut für interdisziplinäre Dermatologische Prävention und Rehabilitation (iDerm) an der Universität Osnabrück, Standort Berufsgenossenschaftliches Unfallkrankenhaus Hamburg - Dermatologisches Zentrum

Dr. med. Claudia Margarita Schröder-Kraft

1991 - 1998 Studium der Humanmedizin an der RWTH Aachen
1994 - 1995 Wissenschaftliche Mitarbeit, Universitätsklinik Innsbruck
1999 Promotion
1998 - 2000 Wissenschaftliche Mitarbeiterin, Universität Osnabrück
2000 - 2003 Facharztausbildung und Leitung der berufsdermatologischen Sprechstunde in der Hautklinik des Universitätsklinikums Aachen
2003 Fachärztin für Haut- und Geschlechtskrankheiten
2004 Zusatzbezeichnung Berufsdermatologie (ABD)
2005 Zusatzbezeichnung Allergologie
seit 2006 Oberärztin am Institut für interdisziplinäre Dermatologische Prävention und Rehabilitation (iDerm) an der Universität Osnabrück, Standort Berufsgenossenschaftliches Unfallkrankenhaus Hamburg - Dermatologisches Zentrum

apl. Prof. Dr. med. Nanna Y. Schürer

1979 - 1986	Studium Humanmedizin an den Universitäten Düsseldorf, Melbourne (Australien), South Carolina (USA) und Cape Town (Südafrika)
1986 - 1989	DFG-Stipendium, University of California, San Francisco
1987	Promotion
1989 - 1997	DFG-geförderte Forschungsprojekte, Heinrich-Heine-Universität, Düsseldorf
1993	Fachärztin für Dermatologie und Venerologie
1993 - 1997	Oberärztin, Hautklinik der Heinrich-Heine-Universität
1995	Habilitation in Dermatologie und Venerologie, Heinrich-Heine-Universität
1995	Zusatzbezeichnung Allergologie
1996	Zusatzbezeichnung Umweltmedizin
1997 - 2000	Vertragsärztliche Tätigkeit in Bayern
seit 2000	Wissenschaftliche Mitarbeiterin im Fachgebiet Dermatologie, Umweltmedizin und Gesundheitstheorie, Universität Osnabrück
2002	Zusatzbezeichnung Berufsdermatologie (ABD)
2002	Außerplanmäßige Professorin

Dr. med. Peter Schulz

1988 - 1997	Studium Humanmedizin an der Universität Bochum
1997 - 2007	Berufliche Tätigkeit an der Universitätshautklinik Münster
1999	Promotion
2001	Facharzt für Haut- und Geschlechtskrankheiten
2004	Zusatzbezeichnung Allergologie
2004	Neurodermitistrainer (AGNES e.V.)
2005	Neurodermitis- und Psoriasistrainer (ADP)
2007	Zusatzbezeichnung Phlebologie
2007	Zusatzbezeichnung Berufsdermatologie (ABD)
seit 2007	Wissenschaftlicher Mitarbeiter im Fachgebiet Dermatologie, Umweltmedizin und Gesundheitstheorie, Universität Osnabrück

Maike Sieverding

1997 - 2002	Studium: Lehramt berufsbildenden Schulen, Fachrichtung Gesundheit, Unterrichtsfach Sport in Hamburg und Osnabrück
2002	1. Staatsexamen
2005	2. Staatsexamen
seit 2005	Wissenschaftliche Mitarbeiterin im Fachgebiet Dermatologie, Umweltmedizin und Gesundheitstheorie, Universität Osnabrück

PD Dr. med. habil. Christoph Skudlik

1987 – 1994	Studium Humanmedizin an der Universität Essen
1994 – 1995	Arzt im Praktikum an der Dermatologischen Klinik und Poliklinik des Universitätsklinikums Essen
1995	Arzt im Praktikum in der Inneren Abteilung des Evangelischen Krankenhauses Essen-Werden
1995	Promotion
1995 – 1996	Assistenzarzt / Funktionsoberarzt am Institut für Arbeits- und Sozialmedizinische Allergiediagnostik Bad Salzuflen
1997 – 1998	Assistenzarzt an der Klinik für Dermatologie und Allergie – Alexanderhausklinik – Davos (Schweiz)
1999	Facharzt für Haut- und Geschlechtskrankheiten
seit 1998	Wissenschaftlicher Mitarbeiter/Oberarzt im Fachgebiet Dermatologie, Umweltmedizin und Gesundheitstheorie, Universität Osnabrück
2000	Zusatzbezeichnungen Allergologie und Ernährungsmedizin
2001	Zusatzbezeichnung Berufsdermatologie (ABD)
seit 2004	Stellvertreter des Fachgebietsleiters im Bereich Dermatologie/Allergologie; Leitender Oberarzt; Leiter des Allergielabors
2006	Habilitation
2008	Zertifizierter Trainer »Hautkrebs-Screening« (ADP)
seit 2008	Ständiger Vertreter des Chefarztes des Institutes für interdisziplinäre Dermatologische Prävention und Rehabilitation (iDerm) an der Universität Osnabrück

Flora Terhaer

2002 – 2007	Studium an der Universität Osnabrück: Lehramt für Berufsbildende Schulen, Gesundheitswissenschaften und Biologie
seit 2005	Studium der Sportwissenschaften
2007	1. Staatsexamen, Diplom Gesundheitslehrerin
seit 2007	Wissenschaftliche Mitarbeiterin im Fachgebiet Dermatologie, Umweltmedizin und Gesundheitstheorie, Universität Osnabrück

Dr. med. Christiane Tessling-Fritzen

1997 – 2004	Studium der Humanmedizin an der Rheinischen Friedrich-Wilhelms-Universität Bonn
seit 2004	Wissenschaftliche Mitarbeiterin im Fachgebiet Dermatologie, Umweltmedizin und Gesundheitstheorie, Universität Osnabrück
2007	Promotion

Dr. med. Heike Voß

1994 - 2001 Studium der Humanmedizin an der Justus-Liebig-Universität Giessen
2001 - 2005 Assistenzärztin am Zentrum für Dermatologie und Andrologie der Justus-Liebig-Universität Gießen
2003 Promotion
seit 2005 Wissenschaftliche Mitarbeiterin im Fachgebiet Dermatologie, Umweltmedizin und Gesundheitstheorie, Universität Osnabrück
2006 Fachärztin für Haut- und Geschlechtskrankheiten
2008 Zusatzbezeichnung Berufsdermatologie (ABD)

Stefanie Weimann

1998 - 2006 Studium der Humanmedizin an der Universität Freiburg
2007 Assistenzärztin in der Kinderklinik St. Nikolaus des Elisabeth-Krankenhauses in Ravensburg
seit 2008 Wissenschaftliche Mitarbeiterin im Fachgebiet Dermatologie, Umweltmedizin und Gesundheitstheorie, Universität Osnabrück

Ulrike Wetzky

2002 - 2007 Studium Lehramt berufsbildende Schulen (Berufliche Fachrichtung: Pflegewissenschaften; Allgemeinbildende Fächer (Sek. II): Biologie, Germanistik) an der Universität Osnabrück
seit 2007 Wissenschaftliche Mitarbeiterin im Fachgebiet Dermatologie, Umweltmedizin und Gesundheitstheorie, Universität Osnabrück

Katrin Wiedl

1996 - 1999 Studium der Psychologie an der Julius-Maximilians-Universität Würzburg und Universität Trier
1999 - 2000 Auslandsemester; Studium der Psychologie an der Universität Granada, Spanien
2000 - 2002 Studium der Psychologie an der Universität Trier, Abschluss: Diplom
2003 - 2007 Weiterbildungsstudiengang zur Psychologischen Psychotherapeutin (Schwerpunkt Verhaltenstherapie), DGVT-Münster und Feruniversität Hagen
2005 - 2007 Durchführung ambulanter Psychotherapien in der Institutsambulanz der DGVT in Münster
2007 Psychologische Psychotherapeutin (VT)
2003 - 2005 Anstellung im Landeskrankenhaus Osnabrück (Psychotherapiestation)
2003 - 2005 regelmäßige Urlaubsvertretung im Rahmen der Patientenversorgung an der

	Universität Osnabrück (stationäres Heilverfahren, Fach Dermatologie, Umweltmedizin & Gesundheitstheorie)
seit 2005	Wissenschaftliche Mitarbeiterin im Fachgebiet Dermatologie, Umweltmedizin und Gesundheitstheorie, Universität Osnabrück

Annika Wilke

2004 – 2008	Studium Gesundheitswissenschaften und Biologie, Lehramt an berufsbildenden Schulen, Universität Osnabrück
2008	1. Staatsexamen, Diplom-Gesundheitslehrerin
seit 2009	Wissenschaftliche Mitarbeiterin im Fachgebiet Dermatologie, Umweltmedizin und Gesundheitstheorie, Universität Osnabrück

apl. Prof. Dr. rer. nat. Britta Wulfhorst

1986 – 1991	Studium Gesundheitswissenschaften, Universität Osnabrück
1991 – 1992	Wissenschaftliche Mitarbeiterin Berufsgenossenschaft für Gesundheitsdienst und Wohlfahrtspflege
1992 – 1999	Wissenschaftliche Mitarbeiterin im Fachgebiet Dermatologie, Umweltmedizin und Gesundheitstheorie, Universität Osnabrück
1995	Promotion
1999	Habilitation
2002	außerplanmäßige Professorin, Universität Osnabrück
1999 – 2008	Hochschulassistentin/Oberassistentin Universität Osnabrück
seit 2008	Wissenschaftliche Mitarbeiterin im Fachgebiet Dermatologie, Umweltmedizin und Gesundheitstheorie, Universität Osnabrück

Weitere derzeitige und ehemalige Mitarbeiterinnen und Mitarbeiter:

S. Anderssohn, M. Artmann, Prof. Dr. L. Batzdorfer, B. Berghaus, C. Bergolte, S. Brüggemann, H. Buck, C. Cordt, Dr. K. Damer, N. Denusjuk, Dr. H. Dickel, K. Frankenberg, P. Gohmann, N. Hassinger, K. Helbig, A. Herzog, A. Hollenberg, I. Hülshoff, C. Kaier, Dr. U. Klippel, J. König, B. Kühn, B. Latzel, Dr. C. Mazzega, Dr. N. Meljanak, B. Mentrup, R. Nass, S. Niermann, B. Nürnberg, S. Oelgeschläger, R. Olliges, Dr. R. Pels, M. Prues, K, S. Pullmann, C. Pustlauk, Dr. N. Reitmeier K. Robel, I. Tully, U. Scheibner, Dr. T. Schlesinger, S. Schüttig, Dr. A.-K. Sonntag, Dr. S. Uhlig, S. Ulrich, U. Vollmer, B. Voltz, I. von der Haar-Beck, Dr. A. Wagner, Dr. W. von Wiese und Kaiserswaldau, M. Zuther

Kapitel 2 Abgeschlossene Forschungsprojekte

Projekt: Evaluation der Pilotphase im optimierten Hautarztverfahren »OHAV-Studie«

Leitung: apl. Prof. Dr. S. M. John, Prof Dr. Dr. H. J. Schwanitz †
Laufzeit: 01.07.2002 – 31.10.2004
Förderung: Hauptverband der gewerblichen Berufsgenossenschaften (HVBG), St. Augustin (Projektkürzel: 17.0-FB 68)
Beteiligte: Dr. H. Dickel, Dr. O. Kuss, Prof. Dr. W. Wehrmann, M. Prues, I. Tully

Das 1972 eingeführte »Hautarztverfahren (HAV)« ist die für die praktische Berufsdermatologie mehr denn je bedeutsamste Einrichtung im Unfallversicherungsrecht. Die Möglichkeiten einer Optimierung wurden im Rahmen einer Pilotstudie im Norddeutschen Raum evaluiert (Zuständigkeitsbereich des LVBG Hannover; Projektgeber: HVBG). Das Ziel war, durch einen aktualisierten, aussagekräftigen Hautarztbericht (HAB) die sekundäre Prävention berufsbedingter Hauterkrankungen effizienter zu gestalten. Die Pilotstudie wurde als nicht randomisierte, kontrollierte Interventionsstudie mit 225 Probanden im Zeitraum Oktober 2002 bis Juni 2004 durchgeführt, dabei wurden 168 Ermittlungsverfahren, die nach dem klassischen HAV durchgeführt wurden, mit 57 Ermittlungsverfahren nach dem optimierten HAV verglichen (jeweils sechsmonatiges Follow-up); befragt wurden anschließend die involvierten Hautärzte, die Verwaltungen der teilnehmenden Berufsgenossenschaften (BGW, Bau-BG, Norddeutsche Metall-BG) und – erstmals – die von Hauterkrankungen betroffenen Versicherten. Die HAB wurden verblindet gutachterlich analysiert. In der Pilotstudie, die zugleich die erste systematisierte Anstrengung zur Qualitätssicherung im HAV darstellt, haben sich die neuen Formulare des optimierten HAB als für den praktischen Einsatz geeignet erwiesen. Der erforderliche erhöhte Zeitaufwand zum Ausfüllen eines optimierten HAB wurde durch eine höhere

Liquidation abgegolten; insgesamt ergaben sich aber dadurch keine Auswirkungen auf die Gesamtkosten der HAV. Die Informationsqualität im optimierten HAB (vs. klassischem) war signifikant besser. Bei den Versicherten ergab sich sowohl im optimierten als auch im klassischen HAV eine Akzeptanz von über 70 % bezüglich hautärztlicher Behandlung und Hautschutzempfehlungen. Die Ergebnisse unterstreichen die Bedeutung dieses Präventionsinstrumentes und machen deutlich, dass die gemeinsamen Anstrengungen der Unfallversicherungsträger und der Hautärzte seitens der Betroffenen gewürdigt werden. Sie machen aber auch deutlich, dass in den optimierten HAB die validen ärztlichen Befunde und Empfehlungen wesentlich nachvollziehbarer niedergelegt werden. Eine exakte Dokumentation ärztlicher Befundung und Beratungstätigkeit im Hautarztverfahren ist jedoch unerlässlich; schließlich ist der HAB Grundlage für die Entscheidung der Verwaltungen bezüglich des weiteren Procedere.

Die Studienergebnisse der norddeutschen Pilotstudie OHAV wurden mit der bundesweiten Einführung des 2-stufigen optimierten Hautarztverfahrens zum 1. 1. 2006 in beispiellos kurzer Zeit durch die Forschungsgeber umgesetzt. Hierdurch wurde den in der Studie definierten Anforderungen an eine verbesserte zeitnahe Sekundärprävention von Berufsdermatosen in vollem Umfang Rechnung getragen.

Projekt: Optimierte Prävention von Hauterkrankungen in Feuchtberufen – Qualitätssicherung der Regelmaßnahme Sekundäre Individual-Prävention

Leitung: apl. Prof. Dr. B. Wulfhorst, apl. Prof. Dr. S. M. John
Laufzeit: 01.01.1999 – 31.12.2005
Förderung: Berufsgenossenschaft für Gesundheitsdienst und Wohlfahrtspflege, Hamburg

Die Effektivität und auch Effizienz von Präventionsprogrammen bei beruflich bedingten Hauterkrankungen, die auf einer Integration dermatologischer und gesundheitspädagogischer Interventionen basieren, ist in kontrollierten Studien eindeutig belegt worden. An einem Beispielprojekt ('Sekundäre Individual-Prävention im Friseurhandwerk') sind Langzeitergebnisse durch eine kontrollierte 5- und 10-Jahres-Nachbefragung gewonnen worden. Von den Teilnehmern an dem Modellprojekt sind fünf Jahre nach Abschluss 58 % (N = 101) weiterhin in ihrem Beruf tätig, im Vergleich zu 72 % (N = 117) drei Monate nach Abschluss des Projektes. In der Kontrollgruppe waren im Vergleichszeitraum zu drei Monaten nach der für das Teilnehmerkollektiv erfolgten Intervention 60 % (N = 51) in der Lage, ihren Beruf trotz gemeldeter Hauterkrankung weiter auszuüben, 5 Jahre später sind es hier noch 29 % (N = 16). Prozentual sind demnach doppelt so viele Projektteilnehmer 5 Jahre nach Teilnahme in der Lage, ihren Beruf weiter auszuüben als in der Kontrollgruppe; dieser Unterschied ist statistisch signifikant. Zehn Jahre nach Abschluss dieser Maßnahme zeigen sich die Ergebnisse weiterhin stabil. Die erprobten Projektmaßnahmen sind in die Regelversorgung der Unfallversicherungsträger übernommen worden. Mit dem Ziel der Standardisierung und Qualitätssicherung gesundheitspädagogischer Seminare für Patienten mit berufsbedingten Hauterkrankungen sind nun auch Mindestbedingungen für die erfolgreiche Etablierung von Schulungsprogrammen abgleitet worden, die eine theoretische Fundierung der Interventionen, eine curriculare Dokumentation und eine Evaluation der Seminare umfasst.

Projekt: Evaluation und Objektivierung der Rehabilitationsmaßnahmen bei Berufsdermatosen (Langzeitevaluation)

Leitung: apl. Prof. Dr. B. Wulfhorst, apl. Prof. Dr. S. M. John
Laufzeit: 1.4.2003 - 30.03.2007
Förderung: Berufsgenossenschaft für Gesundheitsdienst und Wohlfahrtspflege, Hamburg
Beteiligte: Dr. T. Schlesinger

Für Personen, die aufgrund einer berufsbedingten Hauterkrankung konkret von der Berufsaufgabe bedroht waren, ist in Osnabrück ein erweitertes Interventionsprogramm entwickelt worden, welches aus gesundheitspädagogischen, gesundheitspsychologischen und berufsdermatologischen Interventionselementen besteht. Während von spezialisierten Berufsdermatologen eine optimierte allergologische und hautphysiologische Diagnostik und Therapie durchgeführt wurde, umfasste die gesundheitspädagogische Intervention Schulungen zur Pathogenese von Berufsdermatosen, Einzelberatungen und Kleingruppenseminare über optimalen Hautschutz sowie ergotherapeutische Übungen unter Anwendung geeigneter Hautschutzmaßnahmen. Um Aufschluss über die Effektivität der Maßnahme zu erhalten, ist eine mehrdimensionale Langzeitevaluation durchgeführt worden. Zu diesem Zweck wurden die Versicherten ein Jahr nach dem stationären Aufenthalt mittels eines standardisierten und strukturierten Fragebogens postalisch befragt. Die Ergebnisse der Einjahresnachbefragung sprechen für den Erfolg der »Stationären Präventionsmaßnahme für hautkranke Versicherte«. Neben kurz- bzw. mittelfristigen Erfolgen sind zur abschließenden Beurteilung einer Präventionsmaßnahme insbesondere deren Langzeiteffekte von Bedeutung. Diese sind im Rahmen des Projekts nach Ablauf eines Fünfjahreszeitraums evaluiert worden. Für das Kollektiv von BGW-Versicherten (N = 210) zeigte sich beispielsweise, dass der Berufsverbleib von noch Erwerbsfähigen (N = 187) 5 Jahre nach Teilnahme an der Maßnahme bei 48,7 % (n = 91) im Vergleich zu 61,5 % (n = 115) 1 Jahr nach der Maßnahme lag.

Projekt: Entwicklung konkreter Präventionsangebote für hautgefährdete Versicherte

Leitung: apl. Prof. Dr. B. Wulfhorst, apl. Prof. Dr. S. M. John
Laufzeit: 01.03.2003 - 30.03.2007
Förderung: Berufsgenossenschaft für Gesundheitsdienst und Wohlfahrtspflege, Hamburg

Aufgrund des hohen Bedarfs an gesundheitspädagogisch akzentuierten Maßnahmen im Bereich der sekundären Individual-Prävention von Berufsdermatosen ist das in Osnabrück zum Ende des Jahres 2002 ausgelaufene Teilprojekt zur Sekundären Individual-Prävention in der stationären und ambulanten Altenpflege bezüglich der Zielgruppe ergänzt worden. Im Rahmen der Allgemeinen Sekundären Individual-Prävention besteht nunmehr die Möglichkeit, Versicherten aus anderen Feuchtberufen (z. B. Reinigungskräfte, Beschäftigte in der Krankenpflege sowie Arzt- und Zahnarzthelferinnen), die zunächst für die Beschäftigten der ambulanten und stationären Altenpflege konzipierten Projektmaßnahmen anzubieten. Im Rahmen des Projektes sind neben weiteren Aktivitäten Branchenkonzepte für besonders von berufsbedingten Hauterkrankungen betroffene Berufsgruppen entwickelt, erprobt und evaluiert worden (z. B. Altenpflege, Friseurhandwerk).

Projekt: Hautschutz durch semipermeable Handschuhe - Vorstudien

Leitung: Dr. M. Bock, apl. Prof. Dr. S. M. John
Laufzeit: 01.01.2005 - 31.12.2005
Förderung: Berufsgenossenschaft für Gesundheitsdienst und Wohlfahrtspflege

Schutzhandschuhe sind die wichtigste Maßnahme im Rahmen des präparativen Hautschutzes in den sogenannten Feuchtberufen. Die Anwendung dieser Hautschutzmaßnahmen ist nicht immer unproblematisch. So kann es zu teilweise paradoxen Phänomenen kommen, bei denen die Arbeitsschutzmaßnahmen zwar vor der schädigenden Wirkung berufstypischer Noxen schützen, ihrerseits aber an der Entstehung bzw. Verschlimmerung von Hautveränderungen als begünstigender Faktor teilhaben. Der luftabschließende Effekt impermeabler (wasserdampfundurchlässiger) Schutzhandschuhe - auch als Okklusionseffekt beschrieben - führt bei langen Tragezeiten zu einem Feuchtigkeits- und Wärmestau. Das feuchte Milieu in den Handschuhen kann bei wiederholten, längeren Tragezeiten durch seine irritative Wirkung bei gesunder Haut zur Entstehung eines kumulativ-subtoxischen Ekzems führen, oder bereits bestehende Hautveränderungen verschlimmern. Zudem wird die hautschädigende Wirkung von Noxen, die durch Permeation in den Handschuh eingedrungen sind unter Okklusion verstärkt. Ein semipermeables (wasserdampfdurchlässiges) Handschuhmaterial, das den beschriebenen Okklusionseffekt verhindert, könnte es daher Personen mit bestehenden Berufsdermatosen oder einer anlagebedingten erhöhten Hautempfindlichkeit (Atopiker) ermöglichen, präparative Hautschutzmaßnahmen erfolgreicher umzusetzen. Mit der Studie konnte der günstige Effekt einer semipermeablen Abdeckung auf die Barriereregeneration nachgewiesen werden.

Projekt: Hautschutz durch semipermeable Handschuhe - Evaluation der Einsetzbarkeit als Unterziehhandschuh

Leitung: Dr. M. Bock, apl. Prof. Dr. S. M. John
Laufzeit: 01.01.2006 - 31.12.2006
Förderung: Berufsgenossenschaft für Gesundheitsdienst und Wohlfahrtspflege

Die negativen Folgen langzeitiger Okklusion der Haut durch Schutzhandschuhe wurden bisher erfolgreich durch Unterziehhandschuhe aus Baumwolle begrenzt. In einer hautphysiologischen Studie wurde der Effekt einer unter impermeablem Material als Unterziehmaterial eingesetzten *semipermeablen* Membran auf die Barriereregeneration evaluiert. Zusätzlich wurde in einem Anwendungstest in Friseurbetrieben die Anwenderakzeptanz des semipermeablen Materials als Unterziehmaterial im Vergleich zu Baumwolle eruiert. Die hautphysiologischen Studien konnten zeigen, dass das semipermeable Material geeignet ist, als Untermaterial die nachteilige Wirkung der impermeablen Materialien auf die Regenerationsprozesse der Haut zu kompensieren. Aus Anwendersicht war das semipermeable Material aufgrund seiner Trageeigenschaften besser als das herkömmlich verwendete Baumwollmaterial als Unterziehhandschuhmaterial zur Vermeidung von Okklusionseffekten geeignet. Anhand der Anwenderstudie konnten diese Ergebnisse aus der Praxis bestätigt werden.

Projekt: Paedimed – Pädagogische Kompetenz im Gesundheitsweisen – Medizinische Kompetenz in der Pädagogik

Laufzeit: 1.10.2006 – 30.09.2008

Förderung: Europäische Kommission, Programm Sokrates/Minerva

Beteiligte: Universitätsklinikum Heidelberg, Klinische Sozialmedizin, Prof. Dr. T. Diepgen; Universität Augsburg, Institut für Medien und Bildungstechnologie, Prof. Dr. G. Reimann; Berufsverband Deutscher Dermatologen e.V., Landesverband Bayern, Dr. N. Stosiek; Studienzentrum GISED (Gruppo Italiano di Studi Epidemiologici in Dermatologia), Bergamo/Italien, Prof. Dr. L. Naldi; Universität Oradea, Abteilung für Mikrobiologie, Oradea/Rumänien, Prof. Dr. H. Blenk

Im Rahmen des Projektes ist eine web-basierte Lernumgebung »*in Touch with Health*« zur Gesundheitsförderung an Schulen entwickelt, implemtiert und evaluiert worden. Inhaltlich geht es um die Themen Haut/Hauterkrankungen sowie Sexualität/sexuell übertragbare Krankheiten. Die Konzeption der Lernumgebung basiert auf einem salutogenetischen Gesundheitsverständnis, das sich an den Ressourcen orientiert, die den Menschen gesund erhalten. Im Rahmen des Blended Learning Ansatzes werden E-Learning und Präsenzlernen sowie verschiedene Formen und Methoden des Lernens durch systematischen Medieneinsatz und ein modularisiertes Stufenkonzept miteinander verzahnt.

Kapitel 3 Laufende Forschungsprojekte

Projekt: Klassifikation und Pathogenese von Berufs- und Umweltdermatosen (prospektive Kohorten-Studie) (KPB V)

Leitung: PD Dr. C. Skudlik, apl. Prof. Dr. S. M. John,
Laufzeit: 01.07.2004 – fortlaufend
Förderung: Diverse Träger der gesetzlichen Unfallversicherung

Für Versicherte von Trägern der gesetzlichen Unfallversicherung mit fortgeschrittenen Berufsdermatosen wurde sukzessive eine interdisziplinäre, modifizierte stationäre Präventionsmaßnahme konzipiert und diese wird fortlaufend weiterentwickelt. Im Rahmen der Versorgungsforschung erfolgte hierbei eine Vernetzung mit ambulanten Versorgungsstrukturen. Diese Präventionsmaßnahme ist auf der Ebene der tertiären Prävention angesiedelt (tertiäre Individual-Prävention). Es konnte hierbei bereits gezeigt werden, dass durch derartige intensivierte stationäre Präventionsmaßnahmen mit im Anschluss eng verzahnter nachstationärer ambulanter Versorgung ein langfristiger Berufsverbleib (1 Jahr nach Teilnahme an der Maßnahme) bei rund 66 % der Teilnehmer mit ursprünglich schweren Berufsdermatosen erzielt werden kann. Die tertiären Präventionsmaßnahmen erwiesen sich insbesondere für Patienten jenseits des 30. Lebensjahres als besonders wirksam. Das entwickelte, validierte und im Rahmen von Folgestudien (ROQ, s. u.) mittlerweile bundesweit auf verschiedene Zentren übertragene Konzept stellt einen wesentlichen Schritt zu einem zeitgemäßen Disease-Management in der Berufsdermatologie dar und kann paradigmatisch als Modell einer funktionierenden integrierten Versorgung im Bereich der gesetzlichen Unfallversicherungen dienen (Entsektoralisierung). Das Projekt wird mit spezialisierten Fragestellungen (z. B. Prädiktive Faktoren/Immunogenetik, s.u.) fortgesetzt.

Projekt: Implementation und Evaluation von berufsdermatologischen Maßnahmen der Sekundären Individual-Prävention in Risikoberufen

Laufzeit: seit 01.01.2007, fortlaufend, unbefristet
Leitung: PD Dr. C. Skudlik, apl. Prof. Dr. S. M. John,
Förderung: Berufsgenossenschaft für Gesundheitsdienst und Wohlfahrtspflege, BV Delmenhorst

Die an der Universität Osnabrück entwickelten Schulungsmaßnahmen im Rahmen der Sekundären Individua-Prävention (SIP) für Versicherte mit berufsbedingten Hauterkrankungen in Risikoberufen wurden aufgrund des belegbaren Erfolges dieser Maßnahmen (Reduzierung der Anzahl der Berufsaufgaben aufgrund berufsbedingter Hauterkrankungen, Rückgang klinisch schwerer Hauterscheinungen, Verbesserung des Hautschutzverhaltens, etc.) mittlerweile seitens der Berufsgenossenschaften für Gesundheitsdienst und Wohlfahrtspflege bzw. auch entsprechend des Stufenverfahrens-Haut in die Regelversorgung übernommen. Praktisch werden entsprechende Schulungskonzepte mittlerweile allen Versicherten der BGW regelhaft in eigens an bestimmten Bezirksverwaltungen angeschlossenen Schulungs- und Beratungszentren (schu.ber.z) angeboten. Nachdem im Rahmen modellhafter Forschungsvorhaben an der Universität Osnabrück diese SIP-Maßnahmen nunmehr in die Regelversorgung der BGW eingegangen sind, stellt sich – auch vor dem Aspekt der Versorgungsforschung – die Frage des Erfolges einschließlich der Nachhaltigkeit der SIP-Maßnahmen im realen Versorgungsalltag. Im Rahmen des Projektes erfolgen daher Untersuchungen zur Effizienz der SIP-Maßnahmen unter Alltagsbedingungen in der realen Versorgungswelt (»Effectiveness«/relative Wirksamkeit im Sinne des Versorgungsforschungs-Paradigmas) mit dem Ziel, eine Ablaufs- und Qualitätsverbesserung von SIP-Maßnahmen in der Regelversorgung und außerhalb des primär universitären Settings zu erzielen.

Projekt: Genetic susceptibility to chronic irritant contact dermatitis

Leitung: apl. Prof. Dr. S. M. John, Dr. S. Kezic, Coronel Institute of Occupational Health, Academic Medical Centre, University of Amsterdam, Prof. T. Rustemeyer, Dermato-Allergologie en Arbeidsdermatologie, Vrije Universiteit medisch centrum Amsterdam
Laufzeit: 2006–2010
Förderung: follow-up project from KPB V
Beteiligte: Dr. L. Khrenova, Dr. H. Voss, Dr. C. DeJongh

Irritant contact dermatitis (CICD) is an inflammatory skin disorder that affects approximately 2 % of the population of the European Union, and in some risk occupations such as nurses, hairdressers and metal workers affects up to 20 % of workers.

Despite high prevalence of CICD and its poor prognosis, little is known about its pathogenesis and molecular mechanism underlying individual susceptibility. CICD belongs to the group of multifactorial diseases believed to arise from a complex interaction of multiple genes and environmental factors. There is increasing evidence that genes expressed locally in the skin, e. g. genes encoding proteins responsible for the maintenance of the stratum corneum barrier and local defence mechanisms, might be crucial for CICD development. While several genes that play a role in susceptibility for skin inflammation and defective skin barrier have been identified, the association between polymorphisms of these genes and risk for CICD has not been investigated yet. One of the main goals of this project is therefore to identify genetic factors that might contribute to the risk for CICD. The project focuses on the biological mechanisms underlying inflammation in CICD along with genetic risk factors potentially involved in individual susceptibility. The methods utilized include a genetic association study involving patients with clinically well-characterized CICD (n=400), recruited from the Department of Dermatology, University of Osnabrueck. The controls (n=400), will be matched for gender, (risk-) profession and ethnicity. Genes were selected as candidates that may relate to the inflammation processes in the skin and those involved in the maintenance of the skin barrier. Twenty genes encoding for pro- and anti-inflammatory cytokines such as IL-1α, IL-1β, IL-1RA, IL-6, IL-10, IL-8, IL-13 and TNF-α will be genotyped. Furthermore, loss-of-function mutations in the gene coding filaggrin, a protein of the stratum corneum which recently has been shown to lead to defective skin barrier will be included. During the study, the skin irritation and skin barrier function are monitored by using bioengineering techniques such as transepidermal water loss, skin hydration, and erythema enabling identification of early indicators of disease. At the same time, by comparing the cytokine profiles in subjects who developed ICD with those who do not, we aim at identifying biomarkers of individual susceptibility. The knowledge about genetic variation influencing the development of CICD allows to identify at-risk individuals at an early age and to apply preventive measures (e. g. pre-employment counselling). Secondly, a better understanding of the complex genetic and molecular background of CICD will advance diagnosis, therapies and disease management.

Projekt: Medizinisch-berufliches Rehabilitationsverfahren Haut – Optimierung und Qualitätssicherung des Heilverfahrens (ROQ)

Leitung: apl. Prof. Dr. S. M. John, Prof. Dr. T. Diepgen
Laufzeit: 01.12.2005 – 2012
Förderung: DGUV, BLB
Beteiligte Zentren: Universität Heidelberg, Universität Osnabrück, Friedrich-Schiller-Universität Jena, Klinik für Berufskrankheiten Bad Reichenhall
Beteiligte: apl. Prof. Dr. B. Wulfhorst, PD Dr. C. Skudlik, PD Dr. K. Breuer

Die qualitätsgesicherte Weiterentwicklung von Tertiärer Individual-Prävention (TIP) nach dem »Osnabrücker Modell« erscheint als eine wichtige Zukunftsaufgabe. Die Betonung liegt dabei auf dem integrativen Charakter entsprechender Präventionskonzepte, die interdisziplinäre Maßnahmen bündelen und eine enge Verzahnung von ambulantem und stationärem Heilverfahren im Sinne einer nahtlosen Betreuung und Beratung der Patienten sicherstellen. Hierdurch unterscheidet sich TIP von den bisherigen »klassischen« stationären Rehabilitationsmaßnahmen bei Berufsdermatosen, die bislang überwiegend monodisziplinär und ohne ausreichende Verknüpfung mit erforderlichen nachstationären therapeutischen und arbeitsplatzbezogenen Maßnahmen durchgeführt wurden. Analog existierten bislang keine überprüfbaren, verbindlichen Qualitäts-Standards in der stationären Rehabilitation von Berufsdermatosen. Bei der Tertiären Individual-Prävention von Berufsdermatosen sind vernetzte Modelle, wie sie im Bereich der gesetzlichen Krankenkassen vorgeschlagen wurden (»Integrierte Versorgung«; §§ 140 ff. SGB V) umsetzbar. Die im Konzept der Integrierten Versorgung vorgesehene zentrale Koordinationsaufgabe des »Gate-Keepers« kommt dem BK-Sachbearbeiter zu, der das BK-Verfahren steuert. Er sollte sich dabei durch den Dermatologen und ggf. den Betriebsarzt beraten lassen. Als universelle wechselseitige Informationsplattform ist das optimierte Hautarztverfahren geschaffen worden. Entsprechend wird derzeit ein bundesweites Multicenter-Forschungsprojekt der Spitzenverbände der gesetzlichen Unfallversicherung zur Weiterentwicklung des interdisziplinären, stationär-ambulant vernetzten berufsgenossenschaftlichen Heilverfahrens durchgeführt (»Medizinisch-berufliches Rehabilitationsverfahren Haut – Optimierung und Qualitätssicherung des Heilverfahrens«; ROQ). Die zuständigen BG-Mitarbeiter sind über die Ziele der Studie umfassend informiert, wozu bundesweite kick-off-Veranstaltungen entscheidend beigetragen haben. Die Rekrutierung erfolgt seit November 2005. Die Forschungsleitung liegt bei der Universitäten Osnabrück und Heidelberg (Prof. Dr. T. L. Diepgen), weitere beteiligte Studienzentren sind die berufsgenossenschaftlichen Kliniken Bad Reichenhall und Falkenstein;

letztere in Kooperation mit der Universitätshautklinik Jena (Prof. Dr. P. Elsner). Die Studie wird als kontrollierte prospektive Kohortenstudie mit angestrebten 1000 Patienten mit schweren Berufsdermatosen durchgeführt; von Bedeutung ist neben der weiteren Qualitätssicherung die Prüfung der Übertragbarkeit auf andere Zentren und der Nachhaltigkeit der Intervention. Die Studienpatienten werden über 3 Jahre regelmäßig dermatologisch nachuntersucht. Dabei werden neben dem Erkrankungsverlauf insbesondere der Arbeitsplatzerhalt, die Arbeitsunfähigkeitszeiten und die Lebensqualität erfasst. Ein dezidiertes Operation-Manual und regelmäßige Schulungen (»train the trainer«) aller »caretaker« in den Zentren sichert ein einheitliches interdisziplinäres Vorgehen in den beteiligten Kliniken auf dem gegenwärtigen Stand der Erkenntnisse. Mit dem Tag der Entlassung erhält der weiterbehandelnde Hautarzt (und der Unfallversicherungsträger) umfangreiche Angaben zum erarbeiteten Präventionskonzept. Darüber hinaus wurde eine standardisierte Vorgehensweise bei der Entlassung aus der stationären Behandlung vereinbart; die Patienten erhalten ein sog. »Starterset« mit den berufsspezifisch im Einzelfall erforderlichen Hautschutzmitteln zu Lasten des Unfallversicherungsträgers, um von Anfang an die Durchführung von optimiertem Hautschutz zu gewährleisten.

Projekt: Implementation und Evaluation von berufsdermatologischen Maßnahmen der Sekundären Individual-Prävention in Risikoberufen

Leitung: PD Dr. C. Skudlik, Apl. Prof. Dr. S. M. John,
Laufzeit: seit 01.01.2007, fortlaufend, unbefristet
Förderung: Berufsgenossenschaft für Gesundheitsdienst und Wohlfahrtspflege, BV Delmenhorst

Die an der Universität Osnabrück entwickelten Schulungsmaßnahmen im Rahmen der Sekundären Individual-Prävention (SIP) für Versicherte mit berufsbedingten Hauterkrankungen in Risikoberufen wurden aufgrund des belegbaren Erfolges dieser Maßnahmen (Reduzierung der Anzahl der Berufsaufgaben aufgrund berufsbedingter Hauterkrankungen, Rückgang klinisch schwerer Hauterscheinungen, Verbesserung des Hautschutzverhaltens, etc.) mittlerweile seitens der Berufsgenossenschaften für Gesundheitsdienst und Wohlfahrtspflege bzw. auch entsprechend des Stufenverfahrens-Haut in die Regelversorgung übernommen. Praktisch werden entsprechende Schulungskonzepte mittlerweile allen Versicherten der BGW regelhaft in eigens an bestimmten Bezirksverwaltungen angeschlossenen Schulungs- und Beratungszentren (schu.ber.z) angeboten. Nachdem im Rahmen modellhafter

Forschungsvorhaben an der Universität Osnabrück diese SIP-Maßnahmen nun mehr in die Regelversorgung der BGW eingegangen sind, stellt sich – auch vor dem Aspekt der Versorgungsforschung – die Frage des Erfolges einschließlich der Nachhaltigkeit der SIP-Maßnahmen im realen Versorgungsalltag. Im Rahmen des Projektes erfolgen daher Untersuchungen zur Effizienz der SIP-Maßnahmen unter Alltagsbedingungen in der realen Versorgungswelt (»Effectiveness«/relative Wirksamkeit im Sinne des Versorgungsforschungs-Paradigmas) mit dem Ziel, eine Ablaufs- und Qualitätsverbesserung von SIP-Maßnahmen in der Regelversorgung und außerhalb des primär universitären Settings zu erzielen.

Projekt: Handschuh-Positivliste Hautrisikoberufe im Gesundheitswesen

Leitung: apl. Prof. Dr. B. Wulfhorst, apl. Prof. Dr. S. M. John
Laufzeit: 1.6.2007 – 30.03.2009
Förderung: Berufsgenossenschaft für Gesundheitsdienst und Wohlfahrtspflege, Hamburg
Beteiligte: U. Wetzky

Ziel ist es, eine Handschuh-Positivliste für das Friseurgewerbe zu erstellen. Die wissenschaftlich gesicherten Ergebnisse sollen in der Praxis als Auswahlhilfen und Empfehlungen dienen. Als Kriterien werden ›Eignung‹, ›Hautverträglichkeit‹ sowie ›Anwenderakzeptanz‹ herangezogen. Zum Kriterium ›Hautverträglichkeit‹ sind hautphysiologische Studien durchgeführt worden, durch die der Kurzzeit-Effekt direkt nach Anwendung der Handschuhmaterialien (z.B. Okklusionseffekt) sowie der Langzeit-Effekt nach repetitiven Anwendungen (ggf. Austrocknungseffekt) erhoben wurde. Die Auswahl der Handschuhe erfolgte anhand ihrer Eignung zum einen für den Umgang mit Reinigungsmitteln (z.B. Haarwaschmitteln) und zum anderen für den Umgang mit Chemikalien (z.B. Colorationen). In einer weiteren Teilstudie wird die Anwenderakzeptanz der hautphysiologisch als geeignet eingestuften Handschuhe ermittelt und ein Ranking erstellt.

Projekt: Ambulante sekundäre Individual-Prävention für Beschäftigte in der Maschinenbau- & Metallbranche

Leitung: apl. Prof. Dr. S. M. John, apl. Prof. Dr. B.Wulfhorst
Laufzeit: 01.06.2007 – laufend
Förderung: Maschinenbau- & Metall-Berufsgenossenschaft Dortmund
Beteiligte: Prof. Dr. P. J. Frosch, Hautklinik der Klinikum Dortmund gGmbH, M. Mertin

Mit 748 Anzeigen auf Verdacht einer Berufskrankheit im Jahr 2006 gehören berufsbedingte Hauterkrankungen neben der Lärmschwerhörigkeit zu den häufigsten berufsbedingten Erkrankungen der Maschinenbau- und Metallberufsgenossenschaft Dortmund (MMBG). Vor diesem Hintergrund wurde im Mai 2007 in Dortmund eine sekundärpräventive Hautschutzmaßnahme initiiert, bei der durch eine Kooperation der Hautklinik der Klinikum Dortmund gGmbH, des Fachgebiets Dermatologie, Umweltmedizin und Gesundheitstheorie der Universität Osnabrück und der örtlichen Maschinenbau-Berufsgenossenschaft eine umfassende Schulung und Beratung der Versicherten ermöglicht werden soll. Entwickelt wurde ein interdisziplinäres Präventionsprogramm, welches die besonderen Bedürfnisse dieser Zielgruppe berücksichtigt. Durch die Integration moderner pädagogischer Konzepte konnte die Schulungszeit erheblich verkürzt und die Schulungsinhalte zielgruppenspezifisch aufbereitet und umgesetzt werden. Nach einer hautärztlichen Untersuchung im Klinikum Dortmund werden jeweils 8 - 10 Teilnehmer in eintägigen Hautschutzseminaren gesundheitspädagogisch geschult und hinsichtlich der Auswahl von Schutzhandschuhen und Hautmitteln beraten. Eine weitere Beratung findet durch Mitarbeiter der Präventionsabteilung der MMBG vor Ort am Arbeitsplatz statt. Nach ca. 3 Monaten werden die Teilnehmer postalisch befragt und bei Bedarf zu einer Nachuntersuchung eingeladen. 6 Monate nach der Erstuntersuchung findet eine weitere dermatologische Nachuntersuchung statt. Die Wirksamkeit der Maßnahme wird zu jedem Untersuchungszeitpunkt durch standardisierte ärztliche und gesundheitspädagogische Erhebungsinstrumente dokumentiert und später zusammenfassend evaluiert. Die Maßnahme versteht sich als Ergänzung zur Betreuung der Patienten in der Praxis des meldenden Hautarztes vor Ort und ist in der Regel kombiniert mit einem ambulanten Heilverfahren bei diesem.

Projekt: In-vivo Evaluierung von Hautreinigungsprodukten

Leitung: apl. Prof. Dr. S. M. John, Universität Osnabrück, Prof. Dr. P. Elsner, Universitätsklinikum Jena, Prof. Dr. T. Diepgen, Universitätsklinikum Heidelberg
Laufzeit: 01.06.2007 - 28.02.2010
Förderung: Dachverband der gesetzlichen Unfallversicherungen (DGUV)
Beteiligte: Dr. S. Schliemann, Universitätsklinikum Jena, Dr: F. Seyfarth, Universitätsklinikum Jena, Dr. M. Bock, Universität Osnabrück, F. Terhaer, Universität Osnabrück

In einem auf 2,5 Jahre angesetzten Verbundprojekt berufsdermatologischer und arbeitsmedizinischer Zentren in Deutschland (Jena, Osnabrück, Heidelberg, Erlangen) werden in-vivo Testmodelle zur Wirksamkeitsprüfung von Hautschutzmitteln für verschiedene beruflich relevante Irritantienkategorien unter

Festlegung geeigneter Modellirritantien und Referenzstandards für Schutzprodukte entwickelt und validiert. Hierdurch soll eine Bewertung der Schutzwirkung von Hautschutzprodukten im Vergleich zu Standards ermöglicht werden. Folgende Projektschritte sind dabei vorgesehen:

- Erstellung einer Marktübersicht: Hierbei sollen die Aspekte ›empfohlener Anwendungsbereich‹, ›Auslobung‹, ›Zusammensetzung‹ besondere Berücksichtigung finden. Ziel ist hier die Festlegung von repräsentativen Kategorien kommerziell erhältlicher Hautreinigungsmittel.
- Entwicklung modellhafter Expositionsszenarien für repräsentative Arbeitsplätze, die neben Grad und Art der Verschmutzung auch das berufsspezifisch verlangte praxisrelevante Reinigungsvermögen berücksichtigen. Solche modellhaften Expositionsszenarien können Grundlagefür nachfolgende Studien zur Produktwirksamkeit sein, da sie dem Anspruch möglichst anwendungsnaher Testungen bei höchstmöglicher Standardisierung gerecht werden.
- Entwicklung eines in-vivo Studiendesigns zur Beurteilung der irritativen Potenz innerhalb der jeweiligen Reinigungsmittelkategorie. Ein solches in-vivo-Studiendesign erlaubt standardisierte Testungen von Produktneuheiten gegenüber Standardreinigungsmitteln und einer Positivkontrolle. Eine ebenso denkbare vergleichende Beurteilung von bereits kommerziell erhältlichen Produkten innerhalb einer Reinigungsmittelkategorie kann Grundlage für die Erstellung einer Positivliste sein. Dabei ist die Definition eines Reinigungsindex (RIX) jeweils für die Reinigungsklassen Tenside, Reibekörper und Lösungsmittel in Anlehnung an den Therapeutischen Index (TIX) von Glukokortikosteroiden vorgesehen.

Projekt: In-vivo-Evaluationsmodelle zur Überprüfung der Wirkung von Hautexterna: Bestimmung der schützenden Wirkung und deren Vergleichbarkeit

Leitung: Prof. Dr. P. Elsner, Universitätsklinikum Jena, apl. Prof. Dr. S. M. John, Universität Osnabrück, Prof. Dr. T. Diepgen, Universitätsklinikum Heidelberg, Prof. Dr. Drexler, Universitätsklinikum Erlangen

Laufzeit: 01.08.2007 - November 2009

Förderung: Dachverband der gesetzlichen Unfallversicherungen (DGUV)

Beteiligte: Dr. S. Schliemann, Universitätsklinikum Jena, Dr: F. Seyfarth, Universitätsklinikum Jena, Dr. M. Bock, Universität Osnabrück, F. Terhaer, Universität Osnabrück, PD Dr. Th. Göen, Universitätsklinikum Erlangen

In einem auf 2,5 Jahre angesetzten Verbundprojekt berufsdermatologischer und arbeitsmedizinischer Zentren in Deutschland (Jena, Osnabrück, Heidelberg, Erlangen) werden in-vivo Testmodelle zur Wirksamkeitsprüfung von Hautschutzmitteln für verschiedene beruflich relevante Irritantienkategorien unter Festlegung geeigneter Modellirritantien und Referenzstandards für Schutzprodukte entwickelt und validiert. Hierdurch soll eine Bewertung der Schutzwirkung von Hautschutzprodukten im Vergleich zu Standards ermöglicht werden. Folgende Projektschritte sind dabei vorgesehen:

- Kategorisierung und Auswahl von Leitirritantien sowie deren toxikologische Prüfung
- Anschließend Verwendung der Leitirritantien in in-vivo Irritationsmodellen zur Prüfung des Irritationspotenzials
- Quantifizierung und Standardisierung der Irritationswirkung durch klinische Parameter und nicht-invasive hautphysiologische Messmethoden
- Definition geeigneter Zielparameter
- Entwicklung eines Prüfverfahrens für Hautschutzprodukte unter Verwendung kommerzieller Hautschutzprodukte
- Prüfung der Transferfähigkeit und Validierung durch eine anschließende multizentrische Studie.

Projekt: Qualitätssicherung und Evaluation des optimierten Hautarztverfahrens und des »Stufenverfahrens Haut« (EVA_Haut)

Leitung: apl. Prof. Dr. S. M. John, PD Dr. C. Skudlik
Laufzeit: 01.09.2007 - 28.02.2010
Förderung: Deutsche Gesetzliche Unfallversicherung (DGUV)
Beteilgte: Dr. H. Voß, F. Mentzel, A. Wilke

In der von der Deutschen Gesetzlichen Unfallversicherung (DGUV) geförderten Studie (»EVA_Haut«) werden mittels randomisierter Quotenstichprobe anteilig bezogen auf alle UV-Träger bundesweit erstmals ca. 10 % der jährlichen Verdachtsmeldungen (N=1600) bzgl. berufsbedingter Hauterkrankungen berufsdermatologisch und verwaltungsseitig aufgearbeitet. Wesentliche Beurteilungskriterien sind u. a. Berufsverbleib, Verlauf der Hauterkrankung sowie Kosten des Verfahrens. Hierdurch wird erstmals ein Konzept einer externen wissenschaftlich begründeten Qualitätssicherung von innovativen, präventiv ausgerichteten Verfahrensarten vorgelegt. Es bietet sich die erstmalige Chance, Verwaltungshandeln und dermatologisches Berichtswesen als Eckpfeiler der dermatologischen Frühprävention incl. Interaktionen zu analysieren und

Optimierungsmöglichkeiten im Interesse von hauterkrankten Versicherten wissenschaftlich begründet zu entwickeln.

Projekt: Entwicklung von Instrumenten zur Abschätzung der Interventionswirkung des Moduls Haut (BKK-Gesundheitskoffer)

Leitung: apl. Prof. Dr. B. Wulfhorst
Laufzeit: 1.1.2008 - 30.3.2009
Förderung: Bundesverband der Betriebskrankenkassen, Essen
Beteiligte: A. Braumann

Der Bundesverband der Betriebskrankenkassen stellt mit dem BKK Gesundheitskoffer Kita- ErzieherInnen umfangreiche Materialien zu Themen der Gesundheitsförderung zur Verfügung. Ein Bestandteil des Koffers ist das Modul Hautgesundheit. Die Evaluation des Gesundheitsbausteins Haut erfolgt unter Berücksichtigung der seitens des Bundesverbandes der gesetzlichen Krankenkassen zugrunde gelegten Qualitätskriterien. Auf der Ebene der Strukturqualität ist zunächst das Material hinsichtlich Zielsetzung, Methoden und konzeptioneller Grundlagen analysiert worden. Davon abzuleiten war dann die Entwicklung von Evaluationsinstrumenten auf den Ebenen der Prozess- und Ergebnisqualität. Prozessqualität: Kita-ErzieherInnen, leitfadengestützte Interviews zu Zielen, Handhabbarkeit der Materialien, Relevanz der Inhalte, Umsetzung, Kritik, Verbesserungsvorschlägen; Ergebnisqualität: 1. Kinder (Verhaltenstest/ Spiel, teilnehmende Beobachtung, Videointerviews), 2. Befragung der Eltern per Fragebogen.

Projekt: e-learning: Berufsdermatologie für Arbeitsmediziner

Leitung: apl. Prof. Dr. B. Wulfhorst, PD Dr. C. Skudlik, apl. Prof. Dr. S. M. John
Laufzeit: 1.8.2008 - 31.12.2009
Förderung: Berufsgenossenschaft für Gesundheitsdienst und Wohlfahrtspflege, Hamburg
Beteiligte: Zentrum für Informationsmanagement und virtuelle Lehre der Universität Osnabrück (virtUOS), Dr. A. Knaden

Zur anwendungsnahen Qualifizierung von Betriebsärzten (speziell im Zuständigkeitsbereich versicherter Betriebe der BGW) soll ein Berufsdermatologie-Modul im Sinne des e-Learning als Lehr-/Lernkonzept, das virtuelles Lernen auf der Basis neuer Informations- und Kommunikationsmedien vorsieht, konzipiert, entwickelt und für die praktische Umsetzung zum flächendeckenden Einsatz vorbereitet werden.

Ziel des Projektes ist ein Wissenstransfer bezüglich der aktuellen Kenntnisse im Hinblick auf berufsdermatologische Fragestellungen, insbesondere bezüglich diagnostischer Kriterien und präventiver Strategien unter besonderer Berücksichtigung gesundheitspädagogischer Aspekte. Des Weiteren verfolgt das Projekt das Ziel, hierüber auch die Gruppe der Betriebsärzte in die seit kurzem grundlegend umstrukturierten und optimierten Präventionsstrategien in der Berufsdermatologie (z. B. optimiertes Hautarztverfahren, flächendeckende Umsetzung ambulanter gesundheitspädagogischer Schulungsseminare -GPS-) im Sinne einer interdisziplinären Versorgung zu integrieren. Das Lehr-/Lernkonzept soll darüber hinaus geeignet sein, auch eine entsprechende Schulung und Qualifikation bei Hausärzten (als zweite erfolgskritische Gruppe zu Beginn des Hautarztverfahrens) mit einzubeziehen. Durch diese sich hieraus ergebenden Möglichkeiten einer verbesserten Kooperation von verschiedenen Akteuren im Rahmen der Prävention von Berufsdermatosen soll mittelfristig das Management berufsbedingter Hauterkrankungen weiter optimiert werden. Speziell den Betriebsärzten und den in der hausärztlichen Versorgung der Allgemeinbevölkerung tätigen Ärzten kommt hier eine besondere Rolle im Hinblick auf Früherfassung, aber auch arbeitsorganisatorische und arbeitsplatzbezogene Maßnahmen im Rahmen der primären und sekundären Prävention zu. Schließlich ist es ein weiteres Ziel dieser Studie, die Voraussetzungen zu schaffen, dass möglichst alle Betriebsärzte (in speziellen Betrieben der BGW) über eine ausreichende Basiskompetenz bezüglich berufsdermatologischer Fragestellungen verfügen.

Projekt: Erweiterung psychologischer Inhalte im Seminar zur sekundären Individual-Prävention – Entwicklung und Evaluation einer Intervention

Leitung: PD Dr. K. Breuer, C. Janich, apl. Prof. Dr. S. M. John
Laufzeit: 01.06.2008 – 31.12.2009
Förderung: Berufsgenossenschaft für Gesundheitsdienst und Wohlfahrtspflege Hamburg

Berufliche und private Stresssituationen sind häufige Triggerfaktoren chronisch entzündlicher Hauterkrankungen. Darüber hinaus trägt ein Nikotinabusus durch die Verschlechterung der akralen Durchblutung zur Unterhaltung ekzematöser Morphen im Bereich der Hände bei. Eine psychologische Intervention mit dem Ziel einer Verbesserung der Stressbewältigung bzw. Nikotinentwöhnung ist daher als adjuvante Maßnahme neben der medizinischen Behandlung von Handekzemen hilfreich.

Bei beginnenden, leichtgradigen Berufsdermatosen werden im Rahmen des Stufenverfahrens »Haut« Maßnahmen der Sekundären Individual-Prävention (SIP) veranlasst. Hierzu gehört die Teilnahme an einem gesundheitspädagogischem Hautschutzseminar, z.B. in einem der BGW- Schulungs- und Beratungszentren (BGW schu.ber.z). Gesundheitspsychologische Inhalte (Krankheitsbewältigung, Juckreizbewältigung, Entspannungsverfahren, Raucherentwöhnung) sind in den Curricula der gesundheitspädagogischen Hautschutzseminare zwar enthalten, nehmen aber nur wenig Raum ein. Im vorliegenden Vorhaben soll daher untersucht werden, ob durch die Integration der o. g. gesundheitspsychologischen Inhalte in die Hautschutzseminare im schu.ber.z Hamburg eine Förderung der Krankheitsbewältigung und Motivation zur Anwendung von Hautschutzmaßnahmen bzw. eine Inanspruchnahme von Maßnahmen zur Stress- und Juckreizbewältigung sowie zur Nikotinentwöhnung erreicht werden können. Die im schu.ber.z Hamburg durchgeführten SIP-Seminare für Beschäftigte im Gesundheitsdienst werden alternierend einer Interventions- und einer Kontrollgruppe zugeordnet. Die Seminare der Interventionsgruppe werden um gesundheitspsychologische Inhalte erweitert. Die Wirksamkeit der Intervention wird zu verschiedenen Zeitpunkten (vor Teilnahme am Seminar, unmittelbar nach sowie 6 Wochen und 6 Monate nach Teilnahme am Seminar) mit Hilfe standardisierter Erhebungsinstrumente evaluiert.

Projekt: Gesundheitsbezogene Lebensqualität und psychosomatische Komorbidität bei Patienten mit berufsbedingten Hauterkrankungen

Leitung: PD Dr. K. Breuer, apl. Prof. Dr. S. M. John
Laufzeit: 01.07.2008 - 30.06.2011
Beteiligte: Prof. Dr. med. G. Schmid-Ott, Abteilung für Psychosomatik der Berolina-Klinik Löhne bei Bad Oeynhausen, Prof. Dr. med. T. Werfel, Klinik und Poliklinik für Dermatologie und Venerologie, Medizinische Hochschule Hannover

Die Auswirkungen berufsbedingter Hauterkrankungen auf die gesundheitsbezogene Lebensqualität und das Vorkommen psychosomatischer Störungen bei Patienten mit Berufsdermatosen der Hände sind bislang wenig untersucht. Bisher durchgeführte Untersuchungen beziehen sich häufig auf heterogene bzw. kleine Patientenkollektive. Im Rahmen einer prospektiven Studie wird ein neu entwickelter Lebensqualitätsindex für Berufsdermatosen zur gezielten Erhebung der gesundheitsbezogenen Lebensqualität bei Patienten mit Berufsdermatosen der Hände validiert, wobei ein Vergleich mit etablierten dermatologischen Lebensqualitätsindizes erfolgt. Des Weiteren wird die Prävalenz psychischer / psychosomatischer Störungen bei Patienten mit Berufsdermatosen der Hände erhoben, wobei insbesondere das Vorkommen von depressiven Störungen, Angststörungen und »Burn-out« von Interesse ist. Die Auswirkungen der Berufsdermatose auf das Erleben von krankheitsunabhängigem chronischem Stress und das Stigmatisierungserleben der Patienten werden untersucht, darüber hinaus sollen Prädiktoren für den Rehabilitationserfolg bzw. -misserfolg identifiziert werden. Das zu untersuchende Studienkollektiv setzt sich aus Patienten mit Berufdermatosen zusammen, welche im Rahmen eines modifizierten stationären Heilverfahrens (Tertiäre Individual-Prävention, Rehabilitation) im Dermatologischen Zentrum des Berufgenossenschaftlichen Unfallkrankenhauses Hamburg und in der Universität Osnabrück, Fachbereich Humanwissenschaften, Fachgebiet Dermatologie, Umweltmedizin und Gesundheitstheorie behandelt werden. Zu untersuchen sind 300 konsekutive Patienten mit berufsbedingten Hauterkrankungen der Hände. Die Datenerhebung erfolgt innerhalb der ersten zwei Tage nach Aufnahme in das stationäre Heilverfahren sowie drei Wochen, 1 Jahr und 3 Jahre nach Entlassung. Verschiedene Erhebungsinstrumente zur Erfassung der gesundheitsbezogenen Lebensqualität, sowie zur Selbstbeurteilung von Angst und Depressivität, von chronischem Stress, von emotionaler und körperlicher Erschöpfung sowie des Stigmatisierungserlebens finden Verwendung.

Projekt: Allergologische Beständigkeit von Schutzhandschuhen (ASH)

Leitung: PD Dr. C. Skudlik, E. Meyer, apl. Prof. Dr. S. M. John
Laufzeit: 01.10.2008 - 30.06.2009
Förderung: Berufsgenossenschaft für Gesundheitsdienst und Wohlfahrtspflege

Im Rahmen eines Dissertationsprojekts soll die Beständigkeit der von der Berufsgenossenschaft für Gesundheitsdienst und Wohlfahrtspflege empfohlenen Schutzhandschuhe gegenüber typischen Friseurallergenen anhand eines In-vivo-Models überprüft werden. Zur Überprüfung dient hierbei das von Andersson und Bruze beschriebene In-vivo-Model, welches bereits zur Prüfung der Wirksamkeit verschiedener Schutzhandschuhe gegenüber Acrylaten eingesetzt wurde (Andersson et al. 1999, Contact Dermatitis, 41(5): 260 - 3).

Projekt: Dermatologische Mikrobiologie

Leitung: apl. Prof. Dr. N. Schürer, apl. Prof. Dr. S. M. John
Laufzeit: unbefristet
Förderung: Klinikum Osnabrück

Untersucht werden Haut- und Schleimhautabstriche stationärer Patienten um retro- und prospektive Studien betreffend der Keimbesiedlung in Abhängigkeit vom klinischen Befund durchzuführen.

Projekt: Hautpflege für Hochbetagte

Leitung: apl. Prof. Dr. N. Schürer, apl. Prof. Dr. S. M. John, hon. Prof. Dr. D. Lüttje
Laufzeit: 01.10.2008 - 01.10.2010
Förderung: Kneipp Werke

Auf der Grundlage von hautphysiologischen, mikrobiologischen und klinisch dermatologischen Untersuchungen soll aufgezeigt werden, ob unter Anwendung eines Hautpflege- und Hautschutzproduktes für Hochbetagte 1. die altersbedingte Hauttrockenheit, 2. der damit häufig assoziierte Juckreiz, 3. die epidermale Barrierefunktion, 4. die Keimbesiedlung der Haut und 5. die Decubitusprophylaxe beeinflussbar sind.

Kapitel 4 Internationale Kooperationspartner

Internationale Kooperationspartner, mit denen langfristig gemeinsame Projekte durchgeführt werden, sollen besonders erwähnt werden:

Prof. Dr. P.J. Coenraads, Universitair Medisch Centrum Groningen, Dermatologie, RijksUniversiteit Groningen, Hanzeplein 1, Postbus 30.001, NL-9700 RB Groningen

Drs. J.G. Bakker, Nederlands Centrum voor Beroepsziekten, Coronel Instituut AMC, Universiteit van Amsterdam, Postbus 22660, NL-1100 DD Amsterdam

Prof. Dr. F J. H. Van Dijk, Coronel Instituut AMC, Universiteit van Amsterdam, Postbus 22660, NL-1100 DD Amsterdam

Dr. S. Kezic, Coronel Instituut AMC, Universiteit van Amsterdam, Postbus 22660, NL-1100 DD Amsterdam

Prof. Dr. T. Rustemeyer, Dermato-Allergologie en Arbeidsdermatologie, Vrije Universiteit, Medisch Centrum Amsterdam, Postbus 7057, MB Amsterdam

Kapitel 5 Staatsexamensarbeiten, Promotionen, Habilitationen, apl. Professuren

Staatsexamensarbeiten

2003

Khrenova Die Bedeutung von Hautempfindlichkeit und Hautschutz für Berufsdermatosen im Friseurhandwerk. - Langzeitauswertung einer prospektiven Kohortenstudie
Betreuer: apl. Prof. Dr. S.M. John

Klischat Prävention von berufsbedingten Hauterkrankungen im Friseurhandwerk - Eine Befragung von Lehrkräften in der Meisterausbildung
Betreuer: apl. Prof. Dr. B. Wulfhorst, Prof. Dr. H. J. Schwanitz

Modest Irritierbarkeit der Altershaut in extrinsisch vs. intrinsisch gealterter Haut
Betreuer: apl. Prof. Dr. N. Schürer

Sörensen Veränderung der Lebensqualität bei Personen mit Berufsdermatosen durch Interventionsmaßnahmen
Betreuer: Prof. Dr. H.J. Schwanitz, apl. Prof. Dr. B. Wulfhorst

2004

Alter Topographie hautphysiologischer Parameter am volaren Unterarm nach experimentell induzierter Irritation
Betreuer: Dr. M. Bock

Auth Experimentelle Studie zur Evaluation der Effizienz von verschiedenen Methoden der Informationsvermittlung im Bereich der Anwendung von Hautschutzmitteln
Betreuer: Dr. M. Bock

Gutzeit Experimentelle Studie zur Evaluation der Wirksamkeit eines neuen Hautschutzschaumes gegenüber einer hydrophilen Noxe
Betreuer: Dr. M. Bock

Klages Vergleichende Untersuchung zur Wirksamkeit zwei verschiedener oberflächlicher Schälbehandlungen auf die Verbesserung von Akne vulgaris
Betreuer: apl. Prof. Dr. N. Schürer

Seete Experimentelle Studie zur Topographie hautphysiologischer Parameter der Interdigitalräume im Vergleich zu anderen Handregionen
Betreuer: Dr. M. Bock

2005

Apfelt Zum Bedarf an gesundheitsfördernden Maßnahmen in der Lehrerausbildung
Betreuer: apl. Prof. Dr. B. Wulfhorst, apl. Prof. Dr. S. M. John

Böhmer Gesundheitsförderung und Prävention in der Gesundheits- und Krankenpflegeausbildung. Curriculare Verankerung und Umsetzung im Unterricht.
Betreuer: apl. Prof. Dr. B. Wulfhorst, apl. Prof. Dr. S. M. John

Knoll Arbeitsschutz und Gesundheitsförderung in der Ausbildung zur Tierarzthelferin: Vermittlung und Umsetzung im Dualen System
Betreuer: apl. Prof. Dr. B. Wulfhorst, apl. Prof. Dr. S. M. John

König Hautschutz und Hautveränderungen bei Auszubildenden des Friseurhandwerks in den neuen Bundesländern am Beispiel von Thüringen
Betreuer: apl. Prof. Dr. S. M. John, apl. Prof. Dr. B. Wulfhorst

Tieben Beeinflussung des transepidermalen Wasserverlusts durch kurz-, mittel- oder langkettige Paraffinöle im Vergleich zu essentiellen Fettsäuren
Betreuer: apl. Prof. Dr. N. Schürer

Markstein Die Pathogenese des irritativen Kontaktekzems unter besonderer Berücksichtigung der Immunologie
Betreuer: apl. Prof. Dr. S. M. John, apl. Prof. Dr. B. Wulfhorst

Meyburg Prävention in der Altenpflegeausbildung
Betreuer: apl. Prof. Dr. B. Wulfhorst, apl. Prof. Dr. S. M. John

Stöcker Zum Einfluss verhältnispräventiver Maßnahmen auf gesundheitsrelevante Einstellungen und Verhaltensweisen von Lehrern am Beispiel »Rauchfreie Schule«
Betreuer: apl. Prof. Dr. B. Wulfhorst, apl. Prof. Dr. S. M. John

Wall Aktueller Stand der Hautveränderungen bei Auszubildenden des Friseurhandwerks in Niedersachsen/Totalerhebung
Betreuer: apl. Prof. Dr. B. Wulfhorst, apl. Prof. Dr. S. M. John

2006

Barkmann Wundabdeckung mit semiokklusiven Membranen
Betreuer: Dr. M. Bock

Bellmann Experimentelle hautphysiologische Untersuchungen zum Einfluss der Glucocorticoide Clobetasol-17-propionat und Mometasonfuroat auf die epidermale Barriereregeneration
Betreuer: Dr. M. Bock

Bösel Tätowierungen und Piercings: Motivation und Risikobewußtsein bei Jugendlichen
Betreuer: apl. Prof. Dr. B. Wulfhorst, apl. Prof. Dr. S. M. John

Ewering	Selbst-Erfahrungen von Arzthelferinnen in der ersten Hälfte der Ausbildung Betreuer: Dr. C. Hermanns, apl. Prof. Dr. B. Wulfhorst
Feddermann	Ernährungsbezogene Bestandteile einer stationären Rehabilitationsmaßnahme: Untersuchung zu Erwartungen und Zufriedenheit von Patienten Betreuer: apl. Prof. Dr. B. Wulfhorst, apl. Prof. Dr. S. M. John
Geers	Experimentelle Untersuchungen zu den Effekten semipermeabler und okklusiver Handschuhmaterialien auf den Hautzustand von Atopikern Betreuer: Dr. M. Bock, apl. Prof. Dr. S. M. John
Hempen	Untersuchung zur pH-Wert-abhängigen Effektivität von Serinproteaseninhibitoren auf die Barriereregeneration der Haut Betreuer: apl. Prof. Dr. N. Schürer
Karge	Gesundheitsförderung im Handlungsfeld Schule: Eine Analyse zur Situation und Perspektive des Sportunterrichts Betreuer: apl. Prof. Dr. B. Wulfhorst, apl. Prof. Dr. S. M. John
Roth	Experimentelle hautphysiologische Untersuchungen zum Einfluss der Calcineurininhibitoren Pimecrolimus und Tacrolimus auf die epidermale Barriereregeneration Betreuer: Dr. M. Bock
Schmid	Strategien zur Verbesserung des Ernährungsverhaltens aus der Sicht von Jugendlichen Betreuer: apl. Prof. Dr. B. Wulfhorst, apl. Prof. Dr. S. M. John

2007

Blaak	Hautoberflächen-pH und mikrobiologische Besiedlung der Haut von Krankenschwestern einer deutschen und einer srilankanischen Klinik Betreuer: apl. Prof. Dr. N. Schürer
Bleßmann	Was erhält Lehrer gesund? Untersuchung zu professionsspezifischen Flow-Erlebnissen Betreuer: apl. Prof. Dr. B. Wulfhorst, apl. Prof. Dr. S. M. John
Grotjahn	Evaluation von Unterrichtsmaterialien zur Prävention von Hauterkrankungen in der Ausbildung zur Friseurin. Betreuer: apl. Prof. Dr. B. Wulfhorst, apl. Prof. Dr. S. M. John
Klein	»Rauchfreie Schule«: Wirkung einer verhältnispräventiven Maßnahme auf Einstellung und Verhalten bei Schülern Betreuer: apl. Prof. Dr. B. Wulfhorst, apl. Prof. Dr. S. M. John
Wetzky	Experimentelle Untersuchung zu den Effekten einer repetitiven Handschuhokklusion auf die epidermale Barriere Betreuer: Dr. M. Bock

2008

Adelt	Untersuchung zum Selbsterleben von Berufsanfängern der Krankenpflege in ihrer Einarbeitungsphase. Betreuer: Dr. C. Hermanns, apl. Prof. Dr. B. Wulfhorst
Brinker	Gesundheit – Beruf – Krankheit. Darstellung eines problematischen Bedingungsfeldes am Beispiel der Pflege. Betreuer: apl. Prof. Dr. B. Wulfhorst, M. Sieverding
Greiwe	Mensch-Tier-Interaktion als systematischer Ansatz zur Förderung von Selbstwirksamkeitserwartungen. Betreuer: apl. Prof. Dr. B. Wulfhorst, M. Sieverding
Grunau	Aids-Prävention an berufsbildenden Schulen. Betreuer: apl. Prof. Dr. B. Wulfhorst, M. Sieverding
Hübner	Evidenzbasierte Hautschutzempfehlungen bei berufsbedingten Hauterkrankungen. Betreuer: apl. Prof. Dr. B. Wulfhorst, M. Sieverding
Matus	Stress im Studium – Die gesundheitliche Situation der Studierenden an der Universität Osnabrück. Eine Bestandsaufnahme und Ableitung von verhaltensbezogenen Interventionen Betreuer: apl. Prof. Dr. B. Wulfhorst, M. Sieverding
Niemeyer	Diabetes mellitus Typ 1: Vergleich unterschiedlicher Präventions- und Therapieansätze Betreuer: apl. Prof. Dr. B. Wulfhorst, M. Sieverding
Schuppin	Stress im Studium – Die gesundheitliche Situation der Studierenden an der Universität Osnabrück. Eine Bestandsaufnahme und Ableitung von verhältnisbezogenen Interventionen. Betreuer: apl. Prof. Dr. B. Wulfhorst, M. Sieverding
Vennebusch	Prävention von Herz-Kreislauferkrankungen: Darstellung unterschiedlicher Interventionsansätze und Analyse der Effektivität Betreuer: apl. Prof. Dr. B. Wulfhorst, M. Sieverding
Wilke	Evaluation der langfristigen Effektivität von Maßnahmen der sekundären Individualprävention bei berufsbedingten Dermatosen in der Altenpflege im Vergleich zu anderen Berufsgruppen Betreuer: apl. Prof. Dr. B. Wulfhorst, M. Sieverding

Promotionen

1. Ludger Batzdorfer (2003) Dr. rer. medic.
   Übertragbarkeit des Managed Care Ansatzes: Disease Management in der Gesetzlichen Unfallversicherung am Beispiel der Berufsdermatosen
   Betreuer: Prof. Dr. Dr. H. J. Schwanitz

2. Ulrike Klippel (2004) Dr. phil.
   Prävention berufsbedingter Dermatosen bei Beschäftigten in der Altenpflege
   Betreuer: Prof. Dr. Dr. H. J. Schwanitz, apl. Prof. Dr. B. Wulfhorst

3. Tanja Schlesinger (2005) Dr. phil.
   Sekundäre Prävention in der Berufsdermatologie: Ein Vergleich unterschiedlich komplexer Schulungsmaßnahmen unter Berücksichtigung ausgewählter Berufe des Gesundheitswesens
   Betreuer: apl. Prof. Dr. B. Wulfhorst; Prof. Dr. N. P. Lüpke

4. Klaus Damer (2006) Dr. rer. nat.
   Epidermale Permeabilitätsbarriere – Irritabilität und Regeneration in Abhängigkeit von psychischen Faktoren – Regeneration unter impermeablen und semipermeablen Handschuhmaterialien: Psychodermatologische und hautphysiologische Untersuchungen
   Betreuer: apl. Prof. Dr. B. Wulfhorst; Prof. Dr. Julius Kuhl

5. Ljubov Khrenova (2008) Dr. rer. nat.
   Pathophysiologie und Immunologie der Hautreagibiliät gegenüber NaOH
   Betreuer: apl. Prof. Dr. S. M. John; apl. Prof. Dr. B. Wulfhorst

6. Sonja Uhlig (2008) Dr. rer. nat.
   Irritabilität und Regeneration der epidermalen Barriere in Abhängigkeit vom weiblichen Zyklus und dem psychischen Wohlbefinden. Hautphysiologische und psychologische Untersuchungen
   Betreuer: Prof. Dr. Dr. H. J. Schwanitz, aol. Prof. Dr. S. M. John; apl. Prof. Dr. N. Schürer

Promotionsvorhaben

1. Matthias Mertin (2006 – heute) Dr. rer. medic.

Entwicklung und Validierung des Berufsdermatosen-Wissenstests

Zur Prävention und Rehabilitation berufsbedingter Hauterkrankungen sind in den letzten Jahren eine Reihe von Maßnahmen auf sekundär- und tertiärpräventiver Ebene etabliert worden. Neben dem »Stufenverfahren Haut« im Sinne des »Vorsorgeparagraphen« (§3 BKV) sind vor allem vernetzte interdisziplinäre Präventionskonzepte mit Patientenschulungselementen zu nennen, deren Effektivität ausreichend belegt ist. Die dabei häufig untersuchten Zielgrößen »Hautzustand« und »Berufsverbleib« sind jedoch multidisziplinäre und multifaktorielle Interventionsergebnisse, die nicht geeignet sind, die spezifischen Effekte von Patientenschulungen zu überprüfen und abzubilden. Da die Wissenssteigerung als eine wesentliche Voraussetzung zur Umsetzung der Ziele von Patientenschulungen (erfolgreiches Krankheitsmanagement, ausreichende Compliance, Krankheitsbewältigung, Abbau möglicher krankheitsbegleitender Ängste etc.) angesehen wird, ist sie somit eine zentrale Komponente zur Sicherung des langfristigen Behandlungserfolges. Bislang stehen jedoch weder national noch international validierte und standardisierte Instrumente zur Erhebung des krankheitsspezifischen Wissens im Rahmen von Evaluationsstudien zur Verfügung, die die Gütekriterien für evaluative Messinstrumente erfüllen. Im Fachgebiet Dermatologie, Umweltmedizin und Gesundheitstheorie der Universität Osnabrück wird ein Instrument zur Evaluation von Gesundheitspädagogischen Seminaren (GPS) entwickelt und validiert. Die Inhalte des Berufsdermatosen-Wissenstests (BWT) wurden zunächst im Rahmen einer Konsensbildung durch 16 Experten generiert und in einem weiteren Schritt durch Gesundheitspädagogen zu einem Wissenstest konstruiert. Im Rahmen einer Pilotstudie wurde der BWT an stationären und ambulanten Patienten zur Prüfung der Anwendbarkeit, Itemschwierigkeiten und Trennschärfen getestet. Im Rahmen einer Multicenter-Studie wird das Instrument anschließend an Patienten in stationären und ambulanten Rehabilitationsmaßnahmen validiert.

Betreuer: apl. Prof. Dr. B. Wulfhorst, Universität Osnabrück

2. Katrin Wiedl (2006 – heute) Dr. rer. nat.

Rehamotivation und psychische Einflussfaktoren bei Patienten mit berufsbedingten Hauterkrankungen

Die Datenerhebung erfolgt bei den Patienten, die in einer dreiwöchigen stationären Rehabilitationsmaßnahme an der Universität Osnabrück behandelt werden (Zeitraum 02/2007 bis 12/2008). Es existieren bisher kaum Untersuchungen zu Rehamotivation bei Patienten mit berufsbedingten Hauterkrankungen. Dies liegt daran, dass ein hierfür geeignetes und valides Instrument bisher nicht zur Verfügung steht. Ziel der Arbeit ist es, ein in anderen Bereichen der Rehabilitationsforschung bewährtes Instrument zur Erfassung der Rehamotivation für diese Fragestellung zu erproben. Die Beurteilung der Rehamotivation erfolgt durch den »Patientenfragebogen zur Erfassung der Reha-Motivation PAREMO-20« von Nübling, R., Kriz, D., Herwig, J., Wirtz, M., Fuchs, S., Hafen, K., Töns, N. & Bengel, J. (2001). Der PAREMO-20 ist bisher nicht bei Hautpatienten zur Anwendung gekommen. Ziel der ersten Teilstudie ist es, den PAREMO-20 in

Bezug auf seine teststatistischen Eigenschaften und seine Anwendbarkeit bei dermatologischen Patienten zu überprüfen. Außerdem soll eine Faktorenanalyse Aufschluss über die gewählte faktorielle Struktur des Verfahrens im Vergleich zu bisherigen Normierungsstichproben geben.

Die Ergebnisse der ersten statistischen Analysen an 230 stationären Patienten erscheinen sehr vielversprechend und der Fragebogen somit geeignet, Aspekte der Rehamotivation bei Hautpatienten zu untersuchen. Derzeit wird überprüft, ob Kennwerte des PAREMO-20 mit ausgewählten Indikatoren aus dem Bereich der vorliegenden Patientendaten in Zusammenhang stehen (z.B. vom Arzt eingeschätzter Schweregrad der Hauterkrankung, Umsetzung gelernter Maßnahmen bei Nachuntersuchungen, Lebensqualität, subjektiv erlebte (auch psychische) Beschwerden und hieraus resultierende Bewältigungsversuche sowie Selbstwirksamkeit). Hier wird insbesondere der Marburger Hautfragebogen (MHF) von Stangier, U., Ehlers, A. & Gieler, U. (1996), bei dem es um die Erfassung spezifischer Dimensionen der Bewältigung von chronischen Hauterkrankungen geht, eingesetzt. Zur Erfassung der Selbstwirksamkeit kommt der Fragebogen zur allgemeinen Selbstwirksamkeitserwartung (SWE) von Schwarzer & Jerusalem (1999) zur Anwendung.

Mögliche Wechselwirkungen zwischen psychischen Einflussfaktoren, Hautzustand und Motivation sollen aufgedeckt werden. Zudem sollen Maßnahmen abgeleitet werden, wie motivationale Defizite abgebaut werden könnten, der Patient aktiv am Prozess der Rehabilitation beteiligt werden kann.

Betreuer: apl. Prof. Dr. J. Rogner, apl. Prof. Dr. B. Wulfhorst, Universität Osnabrück

3. Flora Terhaer (2007 – heute) Dr. rer. nat.

Entwicklung eines transferfähigen, wissenschaftlich begründeten Standards zur Evaluierung der Reinigungskraft unterschiedlicher beruflicher Hautreinigungsmittel auf Grundlage einer berufsgruppenspezifischen Expositionsanalyse

Der Hautreinigungsmittelsektor bietet eine schier unübersichtliche Produktvielfalt. Lücken in der Kosmetikverordnung führten auf dem Hautreinigungssektor zur parallelen Entwicklung unterschiedlicher Prüfverfahren der Produktevaluation mit der Folge unvergleichbarer Herstellerangaben. Historisch betrachtet können erste Versuche einer standardisierten Hautreinigung auf das Jahr 1938 rückdatiert werden. Dennoch hat sich bis heute kein einheitliches Modell zur Prüfung von Hautreinigern etablieren können. Doch wie kann die Reinigungswirkung von Produkten überprüft werden und welche Anforderungen müssen zur Gewährleitung der Standardisierung und Reproduzierbarkeit der Ergebnisse im Reinigungsmodell erfüllt werden?

Ziel der Dissertation ist die Entwicklung praxisnaher, transferfähiger und wissenschaftlich begründeter Standards zur Evaluierung der Reinigungswirkung von beruflichen Hautreinigungsmitteln. Hierfür wurden im Rahmen einer Pionierarbeit auf Grundlage einer berufsgruppenspezifischen Befragung praxisrelevante Schmutzexpositionsbesonderheiten ermittelt, berufsübergreifende Expositionsszenarien gebildet und relevante simulationswürdige Berufsschmutze bzw. Schmutzexpositionen erarbeitet. Letztere werden in Form von Modellschmutzen abgebildet und bilden einen wesentlichen Standard zur praxisnahen Überprüfung der Reinigungswirkung. Weiter werden Kriterien zur Durchführung einer standardisierten, personenunabhängigen Hautwaschung erhoben und mittels des zu diesen Zwecken konstruierten Osnabrücker Hautwaschapparates in Form wissenschaftlich-begründbarer Empfehlungen konkretisiert. Die Entwicklung transferfähiger Standards zur Evaluierung der Reinigungskraft unterschiedlicher beruflicher Hautreinigungsmittel fügt sich nahtlos in die Entwicklung des Hautreinigungsmodells als ein Bestandteil des DGUV-Verbundprojektes »in-vivo-Evaluierung von Hautreinigungsprodukten« ein. Hier werden transferfähige, standardisierte Modelle zur Evaluation der Reinigungsleistung von Hautreinigungsformulierungen in Abhängigkeit von der Hautverträglichkeit entwickelt und validiert.

Betreuer: apl. Prof. Dr. S.M. John, Dr. M. Bock, Universität Osnabrück

4. Jürgen Blaak (2008 – heute) Dr. rer. nat.

Hautphysiologische, mikrobiologische und klinisch-dermatologische Studien an Hochbetagten

Hauttrockenheit, der damit assoziierte Juckreiz, die Fragilität der epidermalen Barrierefunktion, eine zunehmende Keimbesiedlung der Haut und die Decubitusprophylaxe sind bei Hochbetagten beschrieben. Auf der Grundlage von hautphysiologischen, mikrobiologischen und klinisch dermatologischen Untersuchungen soll aufgezeigt werden, ob unter Anwendung eines Pflegeprodukts 1. die altersbedingte Hauttrockenheit und 2. der damit assoziierte Juckreiz, 3. die epidermale Barrierefunktion, 4. die Keimbesiedlung der Haut und 5. die Decubitusprophylaxe bei Hochbetagten beeinflussbar sind.

Betreuer: apl. Prof. Dr. N. Schürer

5. Florence Finkeldey (2008 – heute) Dr. med.

Gesundheitsbezogene Lebensqualität und psychosomatische Komorbidität bei Patienten mit berufsbedingten Hauterkrankungen

Die Auswirkungen berufsbedingter Hauterkrankungen auf die gesundheitsbezogene Lebensqualität und das Vorkommen psychosomatischer Störungen bei Patienten mit Berufsdermatosen der Hände sind bislang wenig untersucht. Bisher durchgeführte Untersuchungen beziehen sich häufig auf heterogene bzw. kleine Patientenkollektive. Im Rahmen einer prospektiven Studie wird ein neu entwickelter Lebensqualitätsindex für Berufsdermatosen zur gezielten Erhebung der gesundheitsbezogenen Lebensqualität bei Patienten mit Berufsdermatosen der Hände validiert, wobei ein Vergleich mit etablierten dermatologischen Lebensqualitätsindizes erfolgt. Des Weiteren wird die Prävalenz psychischer / psychosomatischer Störungen bei Patienten mit Berufsdermatosen der Hände erhoben, wobei insbesondere das Vorkommen von depressiven Störungen, Angststörungen und »Burn-out« von Interesse ist. Die Auswirkungen der Berufsdermatose auf das Erleben von krankheitsunabhängigem chronischen Stress und das Stigmatisierungserleben der Patienten werden untersucht, darüber hinaus sollen Prädiktoren für den Rehabilitationserfolg bzw. -misserfolg identifiziert werden. Das zu untersuchende Studienkollektiv setzt sich aus Patienten mit Berufdermatosen zusammen, welche im Rahmen eines modifizierten stationären Heilverfahrens (Tertiäre Individual-Prävention, Rehabilitation) im Dermatologischen Zentrum des Berufgenossenschaftlichen Unfallkrankenhauses Hamburg und in der Universität Osnabrück, Fachbereich Humanwissenschaften, Fachgebiet Dermatologie, Umweltmedizin und Gesundheitstheorie behandelt werden. Zu untersuchen sind 300 konsekutive Patienten mit berufsbedingten Hauterkrankungen der Hände. Die Datenerhebung erfolgt innerhalb der ersten zwei Tage nach Aufnahme in das stationäre Heilverfahren sowie drei Wochen, 1 Jahr und 3 Jahre nach Entlassung. Verschiedene Erhebungsinstrumente zur Erfassung der gesundheitsbezogenen Lebensqualität, sowie zur Selbstbeurteilung von Angst und Depressivität, von chronischem Stress, von emotionaler und körperlicher Erschöpfung sowie des Stigmatisierungserlebens finden Verwendung. In die Dissertation werden die bei den ersten 100 konsekutiven Patienten erhobenen Ergebnisse (Untersuchung bei Aufnahme ins stationäre Heilverfahren, Follow-up drei Wochen nach Entlassung aus dem stationären Heilverfahren) Eingang finden.

Betreuer: PD Dr. K. Breuer

6. Elmar Meyer (2008 – heute) Dr. med.

Allergologische Beständigkeit von Schutzhandschuhen

Im Rahmen eines Dissertationsprojekts soll die Beständigkeit der von der Berufsgenossenschaft für Gesundheitsdienst und Wohlfahrtspflege empfohlenen Schutzhandschuhe gegenüber typischen Friseurallergenen anhand eines In-vivo-Models überprüft werden. Zur Überprüfung dient hierbei das von Andersson und Bruze beschriebene In-vivo-Model, welches bereits zur Prüfung der Wirksamkeit verschiedener Schutzhandschuhe gegenüber Acrylaten eingesetzt wurde.

Betreuer: PD Dr. C. Skudlik, apl. Prof. Dr. S. M. John, Universität Osnabrück

7. Marco Müller (2008 – heute) Dr. phil.

Effekte verhaltensbezogener Präventionsmaßnahmen in der Tertiären Individual Prävention bei berufsbedingten Hauterkrankungen.

Die Wirksamkeit von Interventionen, die am Verhalten von Betroffenen unterschiedlicher Erkrankungen (z. B. Rückenschmerzprävention, Prävention bei Herz-Kreislauferkrankungen) ansetzen (Verhaltensprävention), konnte bereits in zahlreichen wissenschaftlichen Studien belegt werden. Folglich stellt sich die Frage nach den Effekten der im Rahmen der Tertiären Individual Prävention durchgeführten Maßnahmen und soll im Rahmen dieses Forschungsprojekts untersucht werden.

Primär- und sekundärpräventive Maßnahmen finden mittlerweile in der BRD flächendeckend Bedeutung und Umsetzungen. Für folgenschwere oder beharrliche Berufsdermatosen gibt es die Erfordernisse, qualitätsgesicherte Präventionsangebote zu entwickeln und anzubieten. Handlungsleitend ist dabei das Ziel, alle modernen Optionen einer interdisziplinären Intervention entsprechend dem aktuellen wissenschaftlichen Kenntnisstand zu bündeln. Dieses interdisziplinäre Präventionskonzept findet sich in dem Modell der »Tertiären Individual Prävention (TIP)« wieder und wird als »Osnabrücker Modell« beschrieben. In diesem stationären Heilverfahren wird den Betroffenen neben optimierter fachdermatologischer Diagnostik und Therapie auch ein breites Spektrum an intensiven Patientenschulungen und Beratung durch Pädagogen, Psychologen und Ergotherapeuten angeboten.

Patientenschulungen stellen dabei ein geeignetes Interventions- und Motivationsinstrument dar, dessen erfolgreicher Einsatz auch im Rahmen der

Prävention und Rehabilitation bei berufsbedingten Erkrankungen bewiesen werden konnte (Wulfhorst: Gesundheitspädagogik in der Prävention von Berufsdermatosen). Ein umfassender gesundheitspädagogischer Anspruch mit dem Ziel der Gesundheitserziehung besteht darin, Lernerfahrungen zu vermitteln, die sich auf das gesundheitsrelevante Wissen, das Krankheitswissen und speziell auf das individuelle Gesundheitsverhalten beziehen sowie dieses beeinflusst. Die angebotenen Interventionen stellen komplexe Interaktionsprozesse dar, deren lehr- und lerndidaktische, kognitive und emotionale Gestaltung entscheidend für deren Wirkung ist. Neben konkreten Zielen (Veränderung bestimmter Verhaltensweisen) verfolgen die gesundheitspädagogischen Interventionen allgemeine Bildungsziele bei Erwachsenen. D.h., der Lernende soll in seinen Verhaltensmöglichkeiten (Dispositionen) gefördert werden. Ein wesentliches Anliegen ist dabei also auch, extrafunktionale Ziele anzustreben, wie z.B. die Selbstwirksamkeitserwartung (Kompetenzerwartung) einer Person insgesamt und nicht nur in Bezug auf eine ausgewählte Situation zu fördern.

Diese Arbeit untersucht, welche Effekte die gesundheitspädagogischen Handlungen im Rahmen der Tertiären Individual Prävention von Berufsdermatosen auf die prozessualen Faktoren der gesundheitsrelevanten Verhaltensänderung haben. Schließlich geht es um die Frage, ob den Patienten der Transfer in den Alltag gelungen ist. Das international anerkannte sozial-kognitive Prozessmodell des Gesundheitsverhaltens (Schwarzer, 1992, 1999) dient als theoretisches Rahmenmodell der vorliegenden Untersuchung. Es wurde handlungsleitend bei der Konzeption der Schulungs- und Beratungsmaßnahmen zugrunde gelegt.

Erwartet werden signifikante Effekte/Veränderungen in den Bereichen Risikoeinschätzung, Ergebniserwartung und Selbstwirksamkeitserwartung im Sinne von Kompetenzerwartung. Des Weiteren soll versucht werden, Planungs- und Handlungsbarrieren zu identifizieren und die selbstreflexive Einschätzung der Patienten zu den Hindernissen zu erfassen. Bedingungen und Faktoren einer dauerhaften Verhaltensänderung und einer Eruierung prognostischer Faktoren für ein verbessertes Hautschutzverhalten im Sinne des sozialkognitiven Prozessmodells des gesundheitlichen Verhaltens werden untersucht.

Betreuer: apl. Prof. Dr. B. Wulfhorst, Universität Osnabrück

8. Ulrike Wetzky (2008 – heute) Dr. rer. nat.

Hautphysiologische Studie zu kurz- bzw. langfristigen Effekten von einmaligen und repetitiven Handschuh-Okklusionen sowie Untersuchung der Unterschiede zwischen verschiedenen Handschuhmaterialien

Berufsbedingte Hauterkrankungen stehen an der Spitze der gemeldeten Berufskrankheiten. Handschuhe bieten die wichtigste Hautschutzmaßnahme im täglichen Umgang mit hautbelastenden Berufsstoffen. Neben dem gewünschten Schutzeffekt treten beim Einsatz von Handschuhen aber auch unerwünschte Nebeneffekte auf, wie z. B. Okklusionseffekte. Bisher liegen in der dermatologischen Forschung wenige Erkenntnisse zu okklusiven Effekten vor. Forschungsbedarf besteht insbesondere bezüglich der Langzeit-Okklusionseffekte, eines potenziellen Hardening-Effektes sowie möglicher Unterschiede zwischen verschiedenen Handschuhmaterialien.

Es wird eine experimentelle hautphysiologische Untersuchung durchgeführt: An insgesamt ca. 60 hautgesunden Probanden werden 20 exemplarisch ausgewählte Handschuhmaterialien untersucht. Auf markierten Arealen an den volaren Unterarmen werden sie täglich 4 Stunden lang über 15 Tage aufgebracht. Die hautphysiologischen Untersuchungen umfassen die Parameter TEWL (Transepidermaler Wasserverlust), RHF (Relative Hornschichtfeuchte), Hautoberflächenfarbe (Colorimetrie) und Oberflächen-pH-Wert. Deren Erhebungen erfolgen am 1., 8. sowie 15. Studientag sowohl direkt vor sowie 30 Minuten nach Anwendung der Handschuhmaterialien. So können neben Kurzzeit-Okklusionseffekten direkt nach einmaligen bzw. mehrmaligen Anwendungen auch die Langzeit-Effekte einen Tag nach repetitiven Anwendungen der verschiedenen Handschuhmaterialien erfasst werden. Des Weiteren werden Hinweise auf das Vorliegen bzw. Nicht-Vorliegen von adaptiven Phänomenen (»hardening«) geprüft. Außerdem kann die statistische Auswertung ggf. bestehende Unterschiede zwischen den verschiedenen Handschuhmaterialien aufdecken. Somit kann diese Forschungsarbeit einen wichtigen Beitrag für die praktische Prävention von Hauterkrankungen leisten.

Betreuer: apl. Prof. Dr. B. Wulfhorst, Universität Osnabrück

Habilitation

Dr. med. Christoph Skudlik (2006)
Tertiäre Individual-Prävention (TIP) in der Berufsdermatologie. Untersuchungen zu einem vernetzten stationären und ambulanten interdisziplinären Präventionskonzept

Außerplanmäßige Professuren

2007 apl. Prof. Dr. med. Swen Malte John
2007 apl. Prof. Dr. med. Wolfgang Wehrmann
2007 apl. Prof. Dr. med. Henning Allmers

Honorarprofessur

2006 Prof. Dr. jur. Stephan Brandenburg

Kapitel 6 Veröffentlichungen und Vorträge

2003

Monographien

Batzdorfer, L. (2003)
Übertragbarkeit des Managed Care-Ansatzes: Disease Management in der Gesetzlichen Unfallversicherung am Beispiel der Berufsdermatosen. Münster, Hamburg, Berlin, London: LIT-Verlag

Buchbeiträge und Tagungsbeiträge

John, S.M. (2003)
Epidemiologie berufsbedingter Hauterkrankungen. In: Schwanitz, H.J., Wehrmann, W., Brandenburg, S., John, S.M. (Hrsg.): Gutachten Dermatologie. Darmstadt: Steinkopff-Verlag, 3 – 16

John, S.M. (2003)
Verfahren zur Früherfassung beruflich bedingter Hautkrankheiten (Hautarztverfahren). In: Schwanitz, H.J., Wehrmann, W., Brandenburg, S., John, S.M. (Hrsg.): Gutachten Dermatologie. Darmstadt: Steinkopff-Verlag, 33 – 59

John, S.M. (2003)
Ärztliche Anzeige einer Berufskrankheit. In: Schwanitz, H.J., Wehrmann, W., Brandenburg, S., John, S.M. (Hrsg.): Gutachten Dermatologie. Darmstadt: Steinkopff-Verlag, 61 – 66

John, S.M., Blome, O., Brandenburg, S., Wehrmann, W., Schwanitz, H.J. (2003)
Der zertifizierte Gutachter: Curriculum der Gutachterseminare der ABD. In: Schwanitz, H.J., Wehrmann, W., Brandenburg, S., John, S.M. (Hrsg.): Gutachten Dermatologie. Darmstadt: Steinkopff-Verlag, 97 – 103

Mehrtens, G., John, S.M. (2003)
Haut. In: Schönberger, A., Mehrtens, G., Valentin, H. (Hrsg.): Arbeitsunfall und Berufskrankheit. Rechtliche und medizinische Grundlagen für Gutachter, Sozialverwaltung, Berater und Gerichte. 7. Auflage. Berlin: Erich Schmidt Verlag, 907 – 959

Schürer, N.Y. (2003)
Konservative Maßnahmen: Nichtinvasives chemical Peeling. In: Krutmann, J., Diepgen, T.L. (Hrsg): Hautalterung. Berlin, Heidelberg, New York, Tokyo: Springer Verlag, 61 – 74

Schwanitz, H.J. (2003)
Hautschutz – ein Baustein im ganzheitlichen Präventionskonzept zur Verhütung berufsbedingter Hauterkrankungen. In: HVBG (Hrsg): Arbeitsmedizinisches Kolloquium, 51 – 53

Schwanitz, H.J. (2003)
Präventionsmaßnahmen. In: Schwanitz, H.J., Brandenburg, S., Wehrmann, W., John, S.M. (Hrsg): Gutachten Dermatologie. Darmstadt: Steinkopff-Verlag, 17 – 32

Schwanitz, H.J. (2003)
Begutachtung von Hauterkrankungen. In: Schwanitz, H.J., Brandenburg, S., Wehrmann, W., John, S.M. (Hrsg): Gutachten Dermatologie. Darmstadt: Steinkopff-Verlag, 67 – 84

Schwanitz, H.J., Batzdorfer, L., John, S.M. (2003)
Forschungsbericht 1987 – 2002. In: Schwanitz, H.J. (Hrsg.): Studien zur Prävention in Allergologie, Berufs- und Umweltdermatologie (ABU 6). Göttingen: V&R Unipress

Schwanitz, H.J., John, S.M. (2003)
Das optimierte Hautarztverfahren. In: Harwerth, A. (Hrsg): Tagungsbericht 2002. Arbeitsmedizinische Herbsttagung des Verbandes deutscher Betriebs- und Werksärzte. Stuttgart: Gentner Verlag, 237 – 246

Schwanitz, H.J., John, S.M., Brandenburg, S. (2003)
Empfehlungen für die Diagnostik von Berufskrankheiten nach BK 5101. In: Korting, H.C., Callies, R., Reusch, M., Schlaeger, M., Sterry, W. (Hrsg.): Dermatologische Qualitätssicherung. Leitlinien und Empfehlungen. 3. Auflage. München, Wien: Zuckschwerdt, 317 – 341

Schwanitz, H.J., Wehrmann, W., Brandenburg, S., John, S.M. (2003)
Gutachten Dermatologie. Darmstadt: Steinkopff-Verlag, 105 - 137

Skudlik, C., Schwanitz, H.J. (2003)
Beurteilung der Allergene. In: Schwanitz, H.J., Brandenburg, S., Wehrmann, W., John, S.M. (Hrsg): Gutachten Dermatologie. Darmstadt: Steinkopff-Verlag, 87 - 93

Skudlik, C., Wehrmann, W., Schwanitz, H.J., John, S.M. (2003)
Beispiel-Gutachten. In: Schwanitz, H.J., Wehrmann, W., Brandenburg, S., John, S.M. (Hrsg.): Gutachten Dermatologie. Darmstadt: Steinkopff-Verlag, 105 - 135

Wehrmann, W., Skudlik, C. (2003)
Einschätzung der Minderung der Erwerbsfähigkeit (MdE). In: Schwanitz, H.J., Brandenburg, S., Wehrmann, W., John, S.M. (Hrsg): Gutachten Dermatologie. Darmstadt: Steinkopff-Verlag, 85 - 87

Artikel in Zeitschriften

Batzdorfer, L., Schlesinger, T. (2003)
Schnittmuster für einen Fragebogen. Anleitung zu einer Patienten- und Mitarbeiterbefragung. Forum Sozialstation. 27(120): 38 - 40

Batzdorfer, L., Schlesinger, T., Schwanitz, H.J. (2003)
Ambulante Rehabilitation - notwendiges Element der Versorgung von Patienten mit berufsbedingten Hauterkrankungen. Prävention und Rehabilitation. 15: 135 - 142

Blome, O., Bernhard-Klimt, C., Brandenburg, S., Diepgen, T.L., Dostal, W., Drexler, H., Frank, K.H., John, S.M., Kleesz, P., Schindera, I., Schmidt, A., Schwanitz, H.J. (2003)
Begutachtungsempfehlungen für die Berufskrankheit Nr. 5101 der Anlage zur BKV. Dermatol Beruf Umwelt. 51: D2 - D14

Dickel, H., Blome, O., Hagemann, K.-H., Schwanitz, H.J., Kuss, O., John, S.M. (2003)
Berufsbedingte Hauterkrankungen - Paradigma der Sekundärprävention: Das Hautarztverfahren. Gestern, Heute, Morgen. Trauma Berufskrankh. 5: 109 - 118

Dickel, H., John, S.M. (2003)
Ratio of irritant contact dermatitis to allergic contact dermatitis in occupational skin disease. Letter to the editor. J Am Acad Dermatol. 49: 360 – 361

Hasse, S., Schuerer, N.Y., Gibbons, N.J., Kothari, S., Wood, J.M., Schallreuter, K.U. (2003)
Autocrine albumin synthesis in the human epidermis. J Invest Dermatol. 121: 522

Küster, W., Melnik, B., Traupe, H., Hamm, H. (2003)
Lipid composition of outer stratum corneum in hereditary palmoplantar keratodermas. Dermatology. 206: 131 – 135

Schürer, N.Y. (2003)
Anti-aging: Fakten und Visionen. Hautarzt. 54: 833 – 838

Schürer, N.Y. (2003)
Pflege und Schutz der Hände im Winter. Deutscher Dermatologe. 1: 2

Schürer, N.Y. (2003)
Secondary individual prevention (SIP) in geriatric nurses (GN). Am Contact Derm. 14: 112 – 113

Schwanitz, H.J., Riehl, U., Schlesinger, T., Bock, M., Skudlik, C., Wulfhorst, B. (2003)
Skin care management: educational aspects. Int Arch Occup Environ Health. 76: 374 – 381

Skudlik, C., Schwanitz, H.J. (2003)
Berufsbedingte Handekzeme – Ätiologie und Prävention. Allergo J. 12: 513 – 520

Skudlik, C., Schwanitz, H.J. (2003)
Empfehlungen zur Begutachtung von Berufsdermatosen – Erläuterungen anhand von Beispielen aus dem Baugewerbe. Akt Dermatol. 29: 206 – 212

Sutherland, E.R., Allmers, H., Ayas, N.T. , Venn, A.J., Martin, R.J. (2003)
Inhaled corticosteroids reduce the progression of airflow limitation in chronic obstructive pulmonary disease: a meta-analysis. Thorax 2003. 58: 937 – 941

Wulfhorst, B., Schwanitz, H.J. (2003)
Gesundheitserziehung in Hautrisikoberufen. Allergologie. 29: 387 – 395

Wulfhorst, B., Schwanitz, H.J. (2003)
Gesundheitspädagogik in der Prävention von Berufsdermatosen. Akt Dermatol 29: 157 - 162

Vorträge/Poster

Allmers, H., Schmengler, J., Skudlik, C. (2003)
Primary Prevention of Occupational Asthma Caused by Natural Rubber Latex Allergy in German Acute Care Hospitals. American Academy of Allergy and Immunology, 57th Annual Meeting.
Denver (USA), 07. - 12.03.2003

Allmers, H. (2003)
Double gloving to reduce surgical cross infection.
Sensitivity and latex allergy in paediatric surgery.
Global dynamics of antibiotic resistance.
Regent Symposium (Chairperson). EORNAC 2003 Conference »From Myth to Evidence«.
Kreta (Griechenland), 11.04.2003

Allmers, H., Schmengler, J., Skudlik, C. (2003)
Primary Prevention of Occupational Asthma Caused by Natural Rubber Latex Allergy in German Acute Care Hospitals. ALA/ATS International Conference.
Seattle (USA), 17. - 22.05.2003

Allmers, H., Schmengler, J., Skudlik, C. (2003)
Primärprävention der Allergie gegen Naturlatex in BGW-versicherten Akutkrankenhäusern. A+A 2003. 28. Internationaler Kongress Neue Qualität der Arbeit - menschengerecht und wirtschaftlich.
27. - 30.10.2003

Allmers, H. (2003)
Allergisch bedingte Berufskrankheiten Typ I. Mönchengladbacher Allergie Seminar.
Mönchengladbach, 21. - 22.11.2003

Batzdorfer, L., Klippel, U., Schwanitz H.J. (2003)
LIOD (Life Quality Index Occupational Dermatoses) ein Erhebungsinstrument zur Lebensqualität. 42. Tagung der DDG.
Berlin, 06. - 10.05.2003

Batzdorfer, L. (2003)
Übertragbarkeit der Managed Care-Ansatzes: Disease Management in der Gesetzlichen Unfallversicherung am Beispiel der Berufsdermatosen. Vortrag im Rahmen der Disputation zum Promotionsverfahren. Universität Osnabrück.
Osnabrück, 13.06.2003

Batzdorfer, L., Klippel, U., Schwanitz H.J. (2003)
Ökonomische Evaluation – Kosten-Nutzen-Analyse am Beispiel der Sekundären Individualprävention berufsbedingter Dermatosen in der stationären und ambulanten Altenpflege. 7. Tagung der ABD.
Heidelberg, 11. – 13.09.2003

Batzdorfer, L., Schwanitz H.J. (2003)
Disease-Management und Berufsdermatosen. 7. Tagung der ABD.
Heidelberg, 11. – 13.09.2003

Batzdorfer, L. (2003)
Schwer für den Einzelnen, teuer für die Gesellschaft: Ökonomische Folgen berufsbedingter Hauterkrankungen. BGW Journalisten-Forum 2003 »Berufsrisiko Haut«.
Hamburg, 21.10.2003

Bock, M. (2003)
Modulation der epidermalen Permeabilitätsbarriere – Hautphysiologische und dünnschichtchromatographische Untersuchungen. 20 Jahre Lehrerausbildung im Humandienstleistungsbereich.
Osnabrück, 07.02.2003

Bock, M. (2003)
Site variations in susceptibility to SLS at the volar forearm evaluated by TEWL measurement. 14th Congress for Bioengeneering and the skin and 8th Congress of the International Society for Skin Imaging.
Hamburg, 21. – 24.05.2003

Bock, M. (2003)
Atmungsaktive Schutzhandschuhe. Vorstellung einer innovativen Lösung mit Zukunft für viele Berufsgruppen. BGW Journalisten-Forum 2003 »Berufsrisiko Haut«.
Hamburg, 21.10.2003

Damer, K., Schwanitz, H.J., Bock, M. (2003)
Einflüsse des Handschuhmaterials auf die Akzeptanz von Hautschutzmaßnahmen und den Heilungsverlauf ekzematöser Hautveränderungen. 7. Tagung der ABD.
Heidelberg, 11. - 13.09.2003

Denisjuk, N., Buck, H., Skudlik, C., Schwanitz H.J. (2003)
Kälteinduzierte Berufsdermatose bei einem Bäcker. 7. Tagung der ABD.
Heidelberg, 11. - 13.09.2003

Dickel, H., Brasch, J., Bruckner, T.M., Erdmann, S.M., Fluhr, J.W., Frosch, P.J., Grabbe, J., Löffler, H., Merk, H.F., Pirker, C., Schwanitz, H.J., Weisshaar, E. (2003)
Standardisierung des Abriss-Epikutantests. Eine Multicenter-Studie der DKG. 42. Tagung der DDG.
Berlin, 06. - 10.05.2003

Dickel, H., Kuss, O., Schlesinger, T., Chrenowa, L., Skudlik, C., Brandenburg, S., Schwanitz, H.J. (2003)
»General secondary individual prevention« of occupational skin disease: prospective intervention study in North-West Germany. 1st World Congress on Work-Related and Environmental Allergy.
Helsinki (Finnland), 09. - 12.07.2003

Dickel, H. (2003)
Die Allgemeine Sekundäre Individualprävention (ASIP) bei berufsbedingten Hauterkrankungen. Aachen. Hautklinik - Klinik für Dermatologie und Allergologie - des Universitätsklinikums der Medizinischen Fakultät der RWTH Aachen.
Aachen, 22.08.2003

Dickel, H., Kuss, O., John, S.M., Axt-Hammermeister, A., Blome, O., Hagemann, K.H., Gobrecht, E., Schwanitz, H.J. (2003)
Kontrollierte Interventionsstudie in Norddeutschland zur Optimierung des Hautarztverfahrens. 76. Tagung der Norddeutschen Dermatologischen Gesellschaft.
Hildesheim, 05. - 07.09. 2003

Dickel, H. (2003)
Forschungsvorhaben »Optimierung des Hautarztverfahrens (OHAV-Studie)«. 7. Tagung der Arbeitsgemeinschaft für Berufs- und Umweltdermatologie – Berufsgenossenschaftliches Forum.
Heidelberg, 11. – 13.09.2003

Dickel, H., Brasch, J., Bruckner, T.M., Erdmann, S.M., Fluhr, J., Frosch, P.J., Grabbe, J., Löffler, H., Merk, H.F., Pirker, C., Schwanitz H.J., Weisshaar, E. (2003)
Der Abriß-Epikutantest: Modifikationen des Epikutantestes in der Routinediagnostik. 7. Tagung der ABD.
Heidelberg, 11. – 13.09.2003

Dickel, H., Kuss, O., John, S.M., Axt-Hammermeister, A., Blome, O., Hagemann, K.H., Gobrecht, E., Schwanitz H.J. (2003)
Optimiertes Hautarztverfahren (OHAV): Eine kontrollierte Interventionsstudie in Norddeutschland. 7. Tagung der ABD.
Heidelberg, 11. – 13.09.2003

Dickel, H., Kuss, O., Schlesinger, T., Chrenowa, L., Schwanitz H.J. (2003)
Allgemeine sekundäre Individualprävention (ASIP) berufsbedingter Hauterkrankungen. 7. Tagung der ABD.
Heidelberg, 11. – 13.09.2003

Dickel, H., Kuss, O., John, S.M., Axt-Hammermeister, A., Blome, O., Hagemann, K.H., Gobrecht, E., Schwanitz, H.J. (2003)
Interventionsstudie in Norddeutschland zur Optimierung des Hautarztverfahrens.
Davos (Schweiz), 18. – 20.09. 2003

Eickhorst, S., Nötte, M., Schwanitz, H.J., Schürer, N.Y. (2003)
Irritabilität und Regeneration der epidermalen Barriere in Abhängigkeit vom weiblichen Zyklus und dem psychischen Wohlbefinden. 7. Tagung der Arbeitsgemeinschaft für Berufs- und Umweltdermatologie (ABD) in der DDG.
Heidelberg, 11. – 13.09.2003

John, S.M. (2003)
Hautphysiologische Teste – welche sind für die Praxis zu empfehlen? Aktuelles für die allergologische Praxis. Fortbildungsveranstaltung der Hautklinik Klinikum Dortmund (Prof. P.J. Frosch).
Dortmund, 08.02.2003

John, S.M. (2003)
Aktuelles zum Hautarztverfahren. Dermatologisches Kolloquium der Univ.-Hautklinik Greifswald (Prof. M. Jünger).
Greifswald, 29.03.2003

John, S.M. (2003)
Was ist neu in der Berufsdermatologie? Seminar anlässlich der 42. Tagung der Deutschen Dermatologischen Gesellschaft.
Berlin, 09.05.2003

John, S.M. et al. (2003)
Ärzteseminar zur Berufsdermatologie/DDG. Spezialseminar.
Berlin, 10.05.2003

John, S.M., Schwanitz, H.J. (2003)
Evidence for the phenomenon of acquired cutaneous hyperirritability after previous eczema. 14th Intntl. Congress of the Intntl. Society for Bioengineering and the Skin (ISBS) / 8th Congress of the Intntl. Society for Skin Imaging (ISSI).
Hamburg, 21. - 24.05.2003

John, S.M. (2003)
»Epidemiologie und Prävention von Berufsdermatosen«, »Epikutantestung«, »Hautarztverfahren, optimiertes Hautarztverfahren«. Ärzteseminar zur Berufsdermatologie (ABD, BVDD, HVBG). Grundseminar.
Osnabrück, 25.06.2003

John, S.M. (2003)
Das optimierte Hautarztverfahren und das Bamberger Merkblatt. 6. Bad Essener Dermatologisches Kolloquium in Zusammenarbeit mit dem BVDD und der Universitätshautklinik Münster.
Bad Essen, 05.07.2003

John, S.M., Schwanitz, H.J. (2003)
Acquired cutaneous hyperirritability after previous hand dermatitis. 4th International Symposium on Irritant Contact Dermatitis.
Helsinki (Finnland), 09. - 12.07.2003

John, S.M. (2003)
Notwendigkeit einer Handlungsanleitung für Frührehabilitation im Rahmen des Hautarztverfahrens. 7. Tagung der Arbeitsgemeinschaft für Berufs- und Umweltdermatologie (ABD) in der DDG.
Heidelberg, 11. - 13.09.2003

John, S.M., Dickel, H., Schwanitz, H.J. (2003)
Weiterentwicklung des Hautarztverfahrens/erste Ergebnisse der Studie zur Evaluation eines optimierten Hautarztverfahrens. Seminar für Führungskräfte des HVBG.
Bad Reichenhall, 22. - 24.09.2003

John, S.M. (2003)
»Clearingverfahren/Optimierter Hautarztbericht/Streitgegenstände in SG-Verfahren bei der BK 5101«, »Hautkrebs oder zur Krebsbildung neigende Hautveränderungen: BK 5102; Abgrenzung zu UV-induziertem Hautkrebs«, »Falldiskussionen«. Ärzteseminar zur Berufsdermatologie (ABD, BVDD, HVBG). Spezialseminar.
Osnabrück, 15.11.2003

John, S.M. (2003)
»Clearingverfahren/Optimierter Hautarztbericht/Streitgegenstände in SG-Verfahren bei der BK 5101«, »Hautkrebs oder zur Krebsbildung neigende Hautveränderungen: BK 5102; Abgrenzung zu UV-induziertem Hautkrebs«, »Falldiskussionen«. Ärzteseminar zur Berufsdermatologie (ABD, BVDD, HVBG). Spezialseminar.
Berlin, 29.11.2003

John, S.M. (2003)
Kann die Hautphysiologie zur Bewertung dermatologischer Externa beitragen? Dermatol. Qualitätszirkel (Prof. H. Fabry).
Bochum, 02.12.2003

Klippel, U., Schürer, N.Y., Schwanitz H.J. (2003)
Sekundäre Prävention berufsbedingter Dermatosen in der Altenpflege. 42. Tagung der DDG. Berlin, 06. - 10.05.2003

Klippel, U. (2003)
Sekundäre Prävention berufsbedingter Dermatosen in der Altenpflege. 7. Tagung der ABD. Heidelberg, 11. - 13.09.2003

Klippel, U., Schürer, N.Y., Schwanitz H.J. (2003)
Sekundäre Prävention berufsbedingter Dermatosen in der Altenpflege. 7. Tagung der ABD. Heidelberg, 11. - 13.09.2003

Meljanac, N, Dickel, H., Schwanitz H.J. (2003)
Unilaterales, beruflich unterhaltenes Handekzem: »Two feet-one hand syndrome«. 7. Tagung der ABD.
Heidelberg, 11. - 13.09.2003

Nienhaus, A., Rojahn, K., Schwarzbeck, W., Wulfhorst, B., Schwanitz, H.J. (2003)
Rehabilitation in Hairdressers with Skin Disease. 1st World Congress on Work-Related and Environmental Allergy.
Helsinki (Finnland), 09. - 12.07.2003

Schlesinger, T., Schwanitz, H.J. (2003)
Allgemeine Sekundäre Individualprävention (ASIP) in der Berufsdermatologie. 42. Tagung der DDG.
Berlin, 06. - 10.05.2003

Schlesinger, T., Dickel, H., Schwanitz H.J. (2003)
Vergleich zweier Schulungsmaßnahmen im Rahmen allgemeiner sekundärer Individualprävention bei Berufsdermatosen: Eine kontrollierte Intervertionsstudie. 7. Tagung der ABD.
Heidelberg, 11. - 13.09.2003

Schürer, N.Y. (2003)
Forschungsstand zur Altershaut. Fortbildungsveranstaltung der Beiersdorf AG.
Hamburg, 30.01.2003

Schürer, N.Y. (2003)
Aufbau und Funktionen der Haut. Seminar für Betriebsberater der BG.
Osnabrück, 05.02.2003

Schürer, N.Y. (2003)
Aktueller Stand der Forschung zur Altershaut . 20 Jahre Lehrerausbildung im Humandienstleistungsbereich. Workshop aktueller Forschungsstand der Kosmetologie
Osnabrück, 07.02.2003

Schürer, N.Y. (2003)
Secondary individual prevention in geriatric nurses. ACDS, 14th annual meeting.
San Francisco (USA), 20.03.2003

Schürer, N.Y. (2003)
Sekundärprävention von Berufsdermatosen in der Altenpflege. Deutsche Dermatologische Gesellschaft.
Berlin, 07. - 11.05.2003

Schürer, N.Y. (2003)
Maßnahmen zur Prävention des Kontaktekzems. Deutsche Dermatologische Gesellschaft. Berlin, 07. - 11.05.2003

Skudlik, C. (2003)
Atopie und ihre Bedeutung für berufsbedingte Haut- und Schleimhautmanifestationen. Seminar »Berufskrankheiten an Haut und Schleimhäuten - Pathogenese und Prävention«. Osnabrück, 26. - 28.03.2003

Skudlik, C. (2003)
Allergie an Haut und Schleimhäuten: Allergische Kontaktekzeme. Seminar »Berufskrankheiten an Haut und Schleimhäuten - Pathogenese und Prävention«.
Osnabrück, 26. - 28.03.2003

Skudlik, C., Schwanitz, H.J. (2003)
Hochgradige Typ-IV-Sensibilisierung: Diagnostik und sozialmedizinische Konsequenz.
42. Tagung der DDG.
Berlin, 06. - 10.05.2003

Skudlik, C. (2003)
MdE-Bewertung und Tertiäre Prävention. 6. Bad Essener Dermatologisches Kolloquium.
Bad Essen, 05.07.2003

Skudlik, C., John, S.M., Schwanitz, H.J. (2003)
Simulation statt Berufsdermatose! 7. Tagung der ABD.
Heidelberg, 11. - 13.09.2003

Skudlik, C., Schwanitz, H.J. (2003)
Tertiäre Prävention von Berufsdermatosen bei Metallarbeitern im Jahr 2002. 7. Tagung der ABD.
Heidelberg, 11. - 13.09.2003

Skudlik, C., Schwanitz, H.J. (2003)
Tertiary prevention of occupational skin diseases in metal workers in 2002. 14th International Symposium on Contact Dermatitis (ISCD) / 7th Asia-Pacific Environmental and Occupational Dermatology Symposium (APEODS).
Seoul (Korea), 19. - 21.09.2003

Skudlik, C. (2003)
Berufsdermatosen im Gesundheitswesen. 2. Seminar für Betriebs- und Arbeitsmediziner. Berufsgenossenschaft für Gesundheitsdienst und Wohlfahrtspflege.
Delmenhorst, 05.11.2003

Skudlik, C. (2003)
Berufsdermatologie 2003: Aktuelles aus dermatologischer Sicht (I): Vertrag gemäß § 34 SGB VII, Bamberger Merkblatt, MdE-Richtwerte. Seminare zur Berufsdermatologie: Spezialseminar.
Berlin, 29.11.2003

Schwanitz, H.J. (2003)
Berufsdermatosen.
Osnabrück, 23.01.2003

Schwanitz, H.J. (2003)
Tertiary Prevention of occupational contact dermatitis. ACDS. 14th annual meeting.
San Francisco (USA), 20.03.2003

Schwanitz, H.J. (2003)
Aktuelle Entwicklung im Hautarztverfahren und bei der Begutachtung der BK-Nr. 5101.
42. Tagung der DDG.
Berlin, 06. - 10.05.2003

Schwanitz, H.J. (2003)
Rehabilitation von Berufsdermatosen. 42. Tagung der DDG.
Berlin, 06. - 10.05.2003

Schwanitz, H.J., Klippel, U., Schlesinger, T., Wulfhorst, B., Schürer, N.Y. (2003)
Education Programs in the Prevention of Irritant Contact Dermatitis. 1st World Congress on Work-Related and Environmental Allergy.
Helsinki (Finnland), 09. - 12.07.2003

Schwanitz, H.J. (2003)
Prevention of Contact Dermatitis. 14. Internationales Symposium on Contact Dermatitis.
Seoul (Korea), 19. - 21.09.2003

Schwanitz, H.J. (2003)
Untersuchungen zur Nachhaltigkeit des Osnabrücker Hautschutzmodells bei Friseuren und Krankenschwestern. 10. Erfurter Tage.
Erfurt, 05. - 06.12.2003

Wulfhorst, B. (2003)
Prävention von Hauterkrankungen im Friseur- und Kosmetikbereich, Vortrag anlässlich der Festveranstaltung ›20 Jahre Lehrerausbildung im Humandienstleistungsbereich‹.
Osnabrück, 07.02.2003

Wulfhorst, B. (2003)
Integration von Gesundheitsförderung in den Arbeitsschutz: Workshop anlässlich der Auftaktveranstaltung zum BLK-Modellversuch ›Kooperative Lehrerinnen-/Lehrerfortbildung - Gesundheitsfördernde berufsbildende Schulen‹.
Osnabrück, 13.02.2003

Wulfhorst, B. (2003)
Gesundheitspädagogik in der Rehabilitation. 42. Tagung der Deutschen Dermatologischen Gesellschaft - DDG-Kongreß.
Berlin, 06. - 10.05.2003

Wulfhorst, B. (2003)
Gesundheitspädagogik. Hauptvortrag in der Sektion ›Zahnärztlicher Bereich‹, 53. Wissenschaftlicher Kongreß der Bundesverbände der Ärzte und Zahnärzte des Öffentlichen Gesundheitsdienstes.
Saarbrücken, 15. - 17.05.2003

Abstracts

Batzdorfer, L., Klippel, U., Schwanitz, H.J. (2003)
Ökonomische Evaluation – Kosten-Nutzen-Analyse am Beispiel der Sekundären Individualprävention berufsbedingter Dermatosen in der stationären und ambulanten Altenpflege. Dermatol Beruf Umwelt. 51: D40

Batzdorfer, L., Klippel, U., Schwanitz H.J. (2003)
LIOD (Life Quality Index Occupational Dermatoses) ein Erhebungsinstrument zur Lebensqualität. JDtsch Dermatol Ges. Band 1 (Suppl. 1): 153

Batzdorfer, L., Schwanitz H.J. (2003)
Disease-Management und Berufsdermatosen. Dermatol Beruf Umwelt. 51: D39

Bergolte, B., Schwanitz, H.J., John, S.M. (2003)
Koagulationsnekrosen der Fingerzwischenräume im Friseurgewerbe? Dermatol Beruf Umwelt. 51(1): D40

Bock, M., Schwanitz, H.J. (2003)
Site variations in susceptibility to SLS at the volar forearm evaluated by TEWL measurement. Skin Res Technology. 9: 214

Damer, K., Schwanitz H.J., Bock, M. (2003)
Einflüsse des Handschuhmaterials auf die Akzeptanz von Hautschutzmaßnahmen und den Heilungsverlauf ekzematöser Hautveränderungen. Dermatol Beruf Umwelt. 51: D40 f

Denisjuk, N., Buck, H., Skudlik, C., Schwanitz H.J. (2003)
Kälteinduzierte Berufsdermatose bei einem Bäcker. Dermatol Beruf Umwelt. 51: D40 f

Dickel, H., Brasch, J., Bruckner, T.M., Erdmann, S.M., Fluhr, J.W., Frosch, P.J., Grabbe, J., Löffler, H., Merk, H.F., Pirker, C., Schwanitz, H.J., Weisshaar, E. (2003)
Standardisierung des Abriss-Epikutantests. Eine Multicenter-Studie der DKG. J Dtsch Dermatol Ges. (Suppl. 1): 11

Dickel, H., Brasch, J., Bruckner, T.M., Erdmann, S.M., Fluhr, J., Frosch, P.J., Grabbe, J., Löffler, H., Merk, H.F., Pirker, C., Schwanitz H.J., Weisshaar, E. (2003)
Der Abriß-Epikutantest: Modifikationen des Epikutantestes in der Routinediagnostik. Dermatol Beruf Umwelt. 51: D37

Dickel, H., Kuss, O., John, S.M., Axt-Hammermeister, A., Blome, O., Hagemann, K.H., Gobrecht, E., Schwanitz, H.J. (2003)
Interventionsstudie in Norddeutschland zur Optimierung des Hautarztverfahrens. Allergo J. 12(6): 380

Dickel, H., Kuss, O., John, S.M., Axt-Hammermeister, A., Blome, O., Hagemann, K.H., Gobrecht, E., Schwanitz, H.J. (2003)
Optimiertes Hautarztverfahren: Eine kontrollierte Interventionsstudie in Norddeutschland. Dermatol Beruf Umwelt. 51(1): D41

Dickel, H., Kuss, O., Schlesinger, T., Chrenowa, L., Schwanitz, H.J. (2003)
Allgemeine sekundäre Individualprävention (ASIP) berufsbedingter Hauterkrankungen. Dermatol Beruf Umwelt. 51: D41

Dickel, H., Kuss, O., Schlesinger, T., Chrenowa, L., Skudlik, C., Brandenburg, S., Schwanitz, H.J. (2003)
»General secondary individual prevention« of occupational skin disease: prospective intervention study in North-West Germany. Exog Dermatol. 2(2): 80

Eickhorst, S., Schwanitz, H.J., Schürer, N.Y. (2003)
Irritabilität und Regeneration der epidermalen Barriere in Abhängigkeit vom weiblichen Zyklus und dem psychischen Wohlbefinden. Dermatol Beruf Umwelt. 51: D41

John, S.M., Schwanitz, H.J. (2003)
Acquired cutaneous hyperirritability after previous hand dermatitis. In: Alanko, K., Hannuksela, M. et al. (eds.): 1st World Congress on Work-Related and Environmental Allergy. 4th International Symposium on Irritant Contact Dermatitis. Abstract Book. Vammalan Kirjapaino Oy, Vammala, 45

John, S.M., Schwanitz, H.J. (2003)
Evidence for the phenomenon of acquired cutaneous hyperirritability after previous eczema. Skin Res Technology. 9: 179

John, S.M., Schwenzer, G., Kleinhans, D., Merk, H. (2003)
Berufsdermatologische Begutachtung – Was ist neu? J Dtsch Dermatol Ges. (Suppl. 1): 69 (MS13.1)

Klippel, U., Schürer, N.Y., Schwanitz, H.J. (2003)
Sekundäre Prävention berufsbedingter Dermatosen in der Altenpflege. J Dtsch Dermatol Ges. Band 1 (Suppl. 1): 137

Klippel, U., Schürer, N.Y., Schwanitz, H.J. (2003)
Sekundäre Prävention berufsbedingter Dermatosen in der Altenpflege. Dermatol Beruf Umwelt. 51: D22 f

Meljanac, N, Dickel, H., Schwanitz, H.J. (2003)
Unilaterales, beruflich unterhaltenes Handekzem: »Two feet-one hand syndrome«. Dermatol Beruf Umwelt. 51: D44

Nienhaus, A., Rojahn, K., Schwarzbeck, W., Wulfhorst, B., Schwanitz, H.J. (2003)
Rehabilitation in Hairdressers with Skin Disease. Exog Dermatol 2(2): 96

Schlesinger, T., Dickel, H., Schwanitz H.J. (2003)
Vergleich zweier Schulungsmaßnahmen im Rahmen allgemeiner sekundärer Individualprävention bei Berufsdermatosen: Eine kontrollierte Intervertionsstudie. Dermatol Beruf Umwelt. 51: D23 f

Schlesinger, T., Schwanitz, H.J. (2003)
Allgemeine Sekundäre Individualprävention (ASIP) in der Berufsdermatologie. J Dtsch Dermatol Ges. Band 1 (Suppl. 1): 139

Schürer, N.Y. (2003)
Secondary individual prevention (SIP) in geriatric nurses (GN). ACDS. 14th annual meeting. Am J Contact Dermat. 14(2): 112

Schwanitz, H.J. (2003)
Tertiary Prevention of occupational contact dermatitis. Am J. Contact Dermatitis. 14 (2): 112–113

Schwanitz, H.J. (2003)
Aktuelle Entwicklung im Hautarztverfahren und bei der Begutachtung der BK-Nr. 5101. J Dtsch Dermatol Ges. Band 1(Suppl. 1): 12

Schwanitz, H.J. (2003)
Rehabilitation von Berufsdermatosen. J Dtsch Dermatol Ges. Band 1(Suppl. 1): 48

Schwanitz, H.J., Klippel, U., Schlesinger, T., Wulfhorst, B., Schürer, N.Y. (2003)
Education Programs in the Prevention of Irritant Contact Dermatitis. Exog Dermatol. 2(2): 78

Schwanitz, H.J., Klippel, U., Schlesinger, T., Wulfhorst, B., Schürer, N.Y. (2003)
Education Programs in the Prevention of Irritant Contact Dermatitis. In: Alanko, K., Hannuksela, M., Nordmann, H., Rantanen, T., Saarelma, K., Susitaival, P. (Hrsg.): Final Programme & Abstract Book: First World Congress on Work-Related and Environmental Allergy (1st WOREAL), Finnish Institute of Occupational Health, Helsinki: Vammalan Kirjapaino Oy: 48

Skudlik, C., John, S.M., Schwanitz, H.J. (2003)
Simulation statt Berufsdermatosen. J Dtsch Dermatol Ges. Band 1 (Suppl. 1): 102

Skudlik, C., John, S.M., Schwanitz H.J. (2003)
Simulation statt Berufsdermatose! Dermatol Beruf Umwelt. 51: D38

Skudlik, C., Schwanitz, H.J. (2003)
Hochgradige Typ-IV-Sensibilisierung: Diagnostik und sozialmedizinische Konsequenz. J Dtsch Dermatol Ges. Band 1. (Suppl. 1): 10

Skudlik, C., Schwanitz H.J. (2003)
Tertiäre Prävention von Berufsdermatosen bei Metallarbeitern im Jahr 2002. Dermatol Beruf Umwelt. 51: D24

Wagner, A., Skudlik, C., Schwanitz H.J. (2003)
Interdigitale Haartaschenerkrankung an ungewöhnlicher Lokalisation bei einer Friseurin. Dermatol Beruf Umwelt. 51: D46

Wulfhorst, B. (2003)
Langzeiteffektivität von Schulungsprogrammen für Patienten mit berufsbedingten Hauterkrankungen. J Dtsch Dermatol Ges. Band 1 (Suppl. 1): S154

Wulfhorst, B. (2003)
Gesundheitspädagogik in der Rehabilitation. J Dtsch Dermatol Ges. Band 1 (Suppl. 1): S49

Wulfhorst, B. (2003)
Gesundheitspädagogik. Gesundheitswesen. 65: A17

2004

Monographien

Bernhard-Klimt, C., Blome, O., Brandenburg, S., Diepgen, T.L., Dostal, W., Drexler, H., Frank, K.H., John, S.M., Kleesz, P., Schindera, I., Schmidt, A., Schwanitz, H.J. (2004)
Bamberger Merkblatt. Begutachtungsempfehlungen für die Berufskrankheit Nr. 5101 der Anlage zur BKV. Schrift des Hauptverbandes der gewerblichen Berufsgenossenschaften (HVBG) in Zusammenarbeit mit der Arbeitsgemeinschaft für Berufs- und Umweltdermatologie (ABD), dem Bundesverband der landwirtschaftlichen Berufsgenossenschaften (BLB) und dem Bundesverband der Unfallkassen (BUK). HVBG (Hrsg.), St. Augustin

Klippel U. (2004)
Prävention berufsbedingter Dermatosen bei Beschäftigten in der Altenpflege. In: Schwanitz H.J. (Hrsg.): Studien zur Prävention in Allergologie, Berufs- und Umweltdermatologie, Band 7. Göttingen: V&R unipress

Buchbeiträge und Tagungsbeiträge

Allmers, H. (2004)
Höhenmedizin. In: Vogelmeier, C., Buhl, R. (Hrsg.): Pneumologische Notfälle: Vom Leitsymptom zur Diagnose – von der richtigen Diagnose zur effektiven Therapie. Stuttgart: Wissenschaftliche Verlagsanstalt

Allmers, H. (2004)
Obstruktive Atemwegserkrankungen im Friseurgewerbe. Primärprävention der Typ-I Allergie gegen Latex aus Naturkautschuk. In: Jorde, W. (Hrsg.): Mönchengladbacher Allergie-Seminar Band 15. München, Deisenhofen: Dustri-Verlag

Allmers, H., Schmengler, J. (2004)
Primärprävention der Typ-I Allergie gegen Latex aus Naturkautschuk. In: Jorde, W. (Hrsg.): Mönchengladbacher Allergie-Seminar Band 15. München, Deisenhofen: Dustri-Verlag

Allmers, H., Schmengler, J., Skudlik, C., John, S.M. (2004)
Development of Occupational Allergies to Natural Rubber Latex in Germany. In: Pandalai, S.G. (Hrsg): Recent Research Developments in Allergy & Clinical Immunology, Kerala, Indien

John, S.M., Schwanitz, H.J. (2004)
Qualitätssicherung im Hautarztverfahren: Bericht aus der Clearing-Stelle der ABD. In: Hauptverband der gewerblichen Berufsgenossenschaften (Hrsg.): Berichtsband über das Berufsgenossenschaftliche Forum am 29.03.2001 anläßlich der 6. Tagung der Arbeitsgemeinschaft für Berufs- und Umweltdermatologie (ABD e.V.). St. Augustin: HVBG, 34 - 45

Melnik, B. (2004)
Leitungswasser-Iontophorese. In: Plewig, G., Kaudewitz, P., Sander, C.A. (Hrsg): Fortschritte der praktischen Dermatologie und Venerologie 2004, Berlin, Heidelberg: Springer, 402 - 406

Schürer, N.Y. (2004)
Chemisches Peeling. In: Sattler, G. (Hrsg): Lernmodul Faltentherapie. Aesthetic Tribune

Schwanitz, H.J., John, S.M. (2004)
Untersuchungen zur Nachhaltigkeit des Osnabrücker Hautschutzmodells bei Friseuren und Altenpflegern. In: BGN (Hrsg.): 10. Erfurter Tage. Prävention von arbeitsbedingten Gesundheitsgefahren und Erkrankungen. Leipzig: Monade, 334 - 340

Skudlik, C. (2004)
Erfolge in der Prävention von Berufsdermatosen. In: Harwerth, A. (Hrsg.): Tagungsbericht Arbeitsmedizinische Herbsttagung 2004. Stuttgart: Gentner Verlag, 237 - 239

Artikel in Zeitschriften

Allmers, H., Schmengler, J., John, S.M. (2004)
Decreasing incidence of occupational contact urticaria caused by natural rubber latex allergy in German healthcare workers. J Allergy Clin Immunol. 114: 347 - 351 (editors' choice)

Allmers, H., Schmengler, J., Skudlik, C., John, S.M. (2004)
Development of occupational allergies to natural rubber latex in Germany. Recent Res Devel Allergy & Clin Immunol. 5: 77 - 84

Allmers, H., Schmengler, J., Skudlik, C., John, S.M. (2004)
Epidemiology of occupational allergies to natural rubber latex in the German health care system. Europ J Hosp Pharm. 5: 71 - 74

Bock, M., Schürer, N.Y., Schwanitz, H.J. (2004)
Effects of CO_2-enriched water on barrier recovery. Arch Dermatol Res. 296: 163 - 168

Dickel, H., John, S.M., Kuss, O., Schwanitz, H.J. (2004)
Das neue Hautarztverfahren: Forschungsvorhaben zur Verbesserung der Sekundärprävention von Berufsdermatosen. Der Hautarzt. 55: 10 - 21

Dickel, H., Kuss, O., John, S.M., Blome, O., Hagemann, K.H., Schwanitz, H.J. (2004)
Early secondary prevention of occupational skin disease in Germany: the dermatologist's procedure in perspective. Int Arch Occup Environ Health. 77: 142 - 149.

Geier, J., Lessmann, H., Dickel, H., John, S.M., Frosch, P.J., Koch, P., Becker, D., Jappe, U., Aberer, W., Schnuch, A., Uter, W. (2004)
Patch test results with the metalworking fluid series of the German Contact Dermatitis Research Group (DKG). Contact Dermatitis. 51: 118 - 130

John, S.M., Diepgen, T.L., Elsner, P., Köllner, A., Richter, G., Rothe, A., Schindera, I., Stary, A., Wehrmann, W., Schwanitz, H.J. (2004)
Vier Jahre Qualitätssicherung im Hautarztverfahren: Bericht aus der Clearingstelle der ABD. J Dtsch Dermatol Ges. 2: 717 - 721

Klippel, U., Schürer, N.Y., Schwanitz, H.J. (2004)
Sekundäre Individualprävention von Handekzemen in der Altenpflege: Perspektive der Gesundheitspädagogik. Dermatol Beruf Umwelt. 52: 106 - 112

Nienhaus, A., Rojahn, K., Skudlik, C., Wulfhorst, B., Dulon, M., Brandenburg, S. (2004)
Sekundäre Individualprävention bei FriseurInnen mit arbeitsbedingten Hauterkrankungen. Gesundheitswesen. 66: 759 - 764

Schürer, N.Y., Klippel, U., Schwanitz, H.J. (2004)
Sekundäre Individualprävention von Handekzemen in der Altenpflege: Perspektive der Berufsdermatologie. Dermatol Beruf Umwelt. 52: 97 - 105

Schürer, N.Y., Schwanitz, H.J. (2004)
Prävention und Regeneration epidermaler Barrierestörungen bei Berufsdermatosen. J Dtsch Dermatol Ges. 2: 895 - 904

Skudlik, C. (2004)
Hautpflege in der Altenpflege. BGW-Mitteilungen. 4: 12 - 13

Skudlik, C., John, S.M. (2004)
Stationäre tertiäre Prävention in der Berufsdermatologie. Haut. 15(7): 282 - 288

Skudlik, C., Schwanitz, H.J. (2004)
Tertiäre Prävention von Berufsdermatosen bei Metallarbeitern im Jahr 2002. Dermatol Beruf Umwelt. 52: 54 - 61

Skudlik, C., Schwanitz, H.J. (2004)
Tertiäre Prävention von Berufsdermatosen. J Dtsch Dermatol Ges. 2: 424 - 433

Wulfhorst, B. (2004)
Gesundheitspädagogik. Zahnärztlicher Gesundheitsdienst. 34: 4 - 6

Wulfhorst, B., Schwanitz, H.J., Bock, M. (2004)
Optimizing Skin Protection with semipermeable gloves. Dermatitis. 15 (4): 1 - 8

Vorträge

Eickhorst, S. (2004)
Epidermal Barrier Pertubation and Regeneration: Dependence on Well-being and Menstrual Cycle.
Osnabrück, 14. - 17.07.2004

Eickhorst, S., Schwanitz, H.J., Schürer, N.Y. (2004)
Einfluss des weiblichen Zyklus auf die Irritabilität der epidermalen Barriere.
Rostock, 10. - 12.09.2004

John, S.M. (2004)
»Clearingverfahren/Optimierter Hautarztbericht/Streitgegenstände in SG-Verfahren bei der BK 5101«, »Hautkrebs oder zur Krebsbildung neigende Hautveränderungen: BK 5102; Abgrenzung zu UV-induziertem Hautkrebs«, »In Parenthese«, »Falldiskussionen«. Ärzteseminar zur Berufsdermatologie (ABD, BVDD, HVBG). Spezialseminar.
Osnabrück, 17.01.2004

John, S.M. (2004)
»Clearingverfahren/Optimierter Hautarztbericht/Streitgegenstände in SG-Verfahren bei der BK 5101«, »Hautkrebs oder zur Krebsbildung neigende Hautveränderungen: BK 5102; Abgrenzung zu UV-induziertem Hautkrebs«, »In Parenthese«, »Falldiskussionen«. Ärzteseminar zur Berufsdermatologie (ABD, BVDD, HVBG). Spezialseminar.
Berlin, 08.05.2004

John, S.M., Diepgen. T.L., Elsner, P., Köllner, A., Richter, G., Rothe, A., Schindera, I., Stary, A., Wehrmann, W., Schwanitz, H.J. (2004)
Qualitätssicherung und Weiterentwicklung des Hautarztverfahrens. 6. Dermatologisches Alpenseminar.
Grainau, 20. - 23.05.2004

John, S.M., Schwanitz, H.J., Dickel, H. (2004)
Das optimierte Hautarztverfahren »OHAV«. V. Potsdamer BK-Tage 2004: LVBG Berlin, Brandenburg, Mecklenburg-Vorpommern.
Potsdam, 04. - 05.06.2004

John, S.M., Schwanitz, H.J., Uter, W. (2004)
Influence of ambient meteorological conditions (temperature and absolute humidity) on a routine NaOH-irritation test in occupational dermatology. 7th Congress of the European Society of Contact Dermatitis (ESCD).
Kopenhagen (Dänemark), 09. - 12.06.2004

John, S.M. (2004)
»Clearingverfahren/Optimierter Hautarztbericht/Streitgegenstände in SG-Verfahren bei der BK 5101«, »Hautkrebs oder zur Krebsbildung neigende Hautveränderungen: BK 5102; Abgrenzung zu UV-induziertem Hautkrebs«, »In Parenthese«, »Falldiskussionen«. Ärzteseminar zur Berufsdermatologie (ABD, BVDD, HVBG). Aufbauseminar.
München, 25.07.2004

John, S.M. (2004)
Nutzen Sie das Hautarztverfahren? Was gibt es Neues?« 19. Fortbildungswoche für praktische Dermatologie und Venerologie.
München, 25. - 31.07.2004

John, S.M. (2004)
»Schwere, wiederholt rückfällige Erkrankung, Aufgabezwang, MdE-Einschätzung, Nachbegutachtung, wesentliche Änderung«, »Epikutantestung berufsspezifischer Substanzen«, »In Parenthese«, »Falldiskussionen«. Ärzteseminar zur Berufsdermatologie (ABD, BVDD, HVBG). Spezialseminar.
München, 31.07.2004

John, S.M. (2004)
Aktuelles zum Hautarztverfahren. BVDD-Qualitätszirkel Schleswig-Holstein (Dr. Buhles).
Westerland, Sylt, 14.08.2004

John, S.M. (2004)
»Zusammenhangsbegutachtung: Anforderungen an die Epikutantestung«, »§3 BKV, Hautarztverfahren, BK-Anzeige«, »Falldiskussionen«, »Selfassessment«. Ärzteseminar zur Berufsdermatologie (ABD, BVDD, HVBG). Grundseminar.
Jena, 25.09.2004

John, S.M. (2004)
Hans Joachim Schwanitz und die wissenschaftliche Berufsdermatologie in Osnabrück. »Testungen.« Moderation und Organisation XVI. Osnabrücker Dermatologie Symposium.
Osnabrück, 06.11.2004

Schürer, N.Y. (2004)
Barrier function of the skin. Intensive Course in Dermato-Cosmetic Sciences.
Brüssel (Belgien), 13.09.2004

Schürer, N.Y. (2004)
Die epidermale Barrierefunktion als Grundlage für Ekzemerkrankungen. Medizinische Gesellschaft Osnabrück.
Osnabrück, 06.10.2004

Schürer, N.Y. (2004)
Atopie und ihre Bedeutung für berufsbedingte Haut- und Schleimhautmanifestationen.
Osnabrück, 14.10.2004

Schürer, N.Y. (2004)
Workshop Chemical Peeling Antiaging. 7. Internationaler Darmstädter Live-Symposium.
Frankfurt, 28. - 31.10.2004

Schürer, N.Y. (2004)
Bedeutung der Duftstoffallergie bei Berufsdermatosen. Umweltmedizinisches Kolloquium der Akademie für Ärztliche Fortbildung.
Bochum, 17.11.2004

Schürer, N.Y. (2004)
Peelings (TCA, Fruchtsäure). Münchner Fortbildung für Dermatologie und Kosmetik.
München, 03.12.2004

Skudlik, C. (2004)
Berufdermatosen in der Altenpflege. Prävalenz und Diagnostik von Haut- und Rückenerkrankungen in der Altenpflege. Fortbildungsveranstaltung für Betriebsärzte. Berufsgenossenschaft für Gesundheitsdienst und Wohlfahrtspflege BV Würzburg.
Würzburg, 19.02.2004

Skudlik, C. (2004)
Allergische Erkrankungen in der Arbeitswelt: Hautorgan. 11. Fortbildungsreihe für Betriebsärzte der Akademie für Ärztliche Fortbildung der Ärztekammer Niedersachsen.
Bad Zwischenahn, 25.02.2004

Skudlik, C. (2004)
Maßnahmen der sekundären und tertiären Prävention/Rehabilitation bei Berufsdermatosen. 11. Fortbildungsreihe für Betriebsärzte der Akademie für Ärztliche Fortbildung der Ärztekammer Niedersachsen.
Bad Zwischenahn, 25.02.2004

Skudlik, C. (2004)
Workshop für Betriebsärzte »Prävention berufsbedingter Hauterkrankungen in Theorie und Praxis«. Berufsgenossenschaft für Gesundheitsdienst und Wohlfahrtspflege.
Ahrensburg, 04. - 05. 03. 2004

Skudlik, C., Schwanitz, H.J. (2004)
Technische Regeln für Gefahrstoffe mit besonderer Bedeutung für das Hautorgan. 2. Essener Dermatologisches-Betriebsärztliches Symposium.
Essen, 02. 04. 2004

Skudlik, C. (2004)
Allergie an Haut und Schleimhäuten: Allergische Kontaktekzeme. Seminar »Berufskrankheiten an Haut und Schleimhäuten - Pathogenese und Prävention«.
Osnabrück, 28. - 30. 04. 2004

Skudlik, C. (2004)
Atopie und ihre Bedeutung für berufsbedingte Haut- und Schleimhautmanifestationen. Seminar »Berufskrankheiten an Haut und Schleimhäuten - Pathogenese und Prävention«.
Osnabrück, 28. - 30. 04. 2004

Skudlik, C., Schwanitz, H.J. (2004)
Tertiäre Prävention von Berufsdermatosen: Diagnosespektrum, Therapie und Vergleich verschiedener Berufsgruppen. 6. Dermatologisches Alpenseminar.
Grainau, 20. - 23. 05. 2004

Skudlik, C. (2004)
Berufsdermatosen in der Altenpflege. Prävalenz und Diagnostik von Haut- und Rückenerkrankungen in der Altenpflege. Fortbildungsveranstaltung für Betriebsärzte. Berufsgenossenschaft für Gesundheitsdienst und Wohlfahrtspflege Hauptverwaltung.
Hamburg, 26. 05. 2004

Skudlik, C. (2004)
Workshop für Betriebsärzte »Prävention berufsbedingter Hauterkrankungen in Theorie und Praxis«. Berufsgenossenschaft für Gesundheitsdienst und Wohlfahrtspflege.
BG-Akademie Dresden, 28. - 29. 06. 2004

Skudlik, C. (2004)
Tertiäre Maßnahmen. Berufshelferseminar des Landesverband Rheinland-Westfalen der gewerblichen Berufsgenossenschaften.
Bochum, 04. - 05. 10. 2004

Skudlik, C. (2004)
Allergie an Haut und Schleimhäuten: Allergische Kontaktekzeme. Seminar »Berufskrankheiten an Haut und Schleimhäuten - Pathogenese und Prävention«.
Osnabrück, 13. - 15. 10. 2004

Skudlik, C. (2004)
Atopie und ihre Bedeutung für berufsbedingte Haut- und Schleimhautmanifestationen. Seminar »Berufskrankheiten an Haut und Schleimhäuten - Pathogenese und Prävention«.
Osnabrück, 13. - 15. 10. 2004

Skudlik, C. (2004)
Erfolge in der Prävention von Berufsdermatosen. 20. Arbeitsmedizinische Herbsttagung.
Mainz, 20. - 23. 10. 2004

Skudlik, C. (2004)
Allergische Erkrankungen in der Arbeitswelt: Aktuelle Entwicklungen in Diagnostik, Prävention und Rehabilitation. 11. Fortbildungsreihe für Betriebsärzte der Akademie für Ärztliche Fortbildung der Ärztekammer Niedersachsen.
Hannover, 03. 11. 2004

Skudlik, C. (2004)
Heilverfahren in der Berufsdermatologie. 16. Osnabrücker Dermatologie-Symposium »in memoriam Hans Joachim Schwanitz«.
Osnabrück, 06. 11. 2004

Skudlik, C. (2004)
Prävention bei Handekzemen. Umweltmedizinisches Kolloquium. Akademie für Ärztliche Fortbildung der Ärztekammer Westfalen-Lippe.
Bochum, 17. 11. 2004

Skudlik, C. (2004)
Workshop »Berufsdermatologie I«. 7. Tagung der Dermatologischen Wissenschafts- und Fortbildungsakademie NRW.
Köln, 26. – 28.11.2004

Skudlik, C. (2004)
Workshop für Betriebsärzte »Prävention berufsbedingter Hauterkrankungen in Theorie und Praxis«. Berufsgenossenschaft für Gesundheitsdienst und Wohlfahrtspflege.
Bad Neuenahr, 29. – 30.11.2004

Wulfhorst, B., Peters, I. (2004)
Aktuelle Entwicklungen im Berufsfeld Körperpflege – Deutsche Alleingänge oder europäische Modelle? Fachtagung Körperpflege, 13. Hochschultage berufliche Bildung.
Darmstadt, 10. – 11.03.2004

Poster

Bock, M. (2004)
Hautschutz bei ekzematösen Hautveränderungen. Kommerzialisierungsmeeting der WL Gore & Associates GmbH.
Feldkirchen-Westerham, 31.03.2004

Ulrich, S., Skudlik, C., Schwanitz, H.J. (2004)
Bedeutung des atopischen Handekzems für die Berufsdermatologie. 77. Jahrestagung der Norddeutschen Dermatologischen Gesellschaft.
Rostock-Warnemünde, 10. – 12.09.2004

Abstracts

John, S.M., Diepgen, T.L., Elsner, P., Köllner, A., Richter, G., Rothe, A., Schindera, I., Stary, A., Wehrmann, W., Schwanitz, H.J. (2004)
Qualitätssicherung und Weiterentwicklung des Hautarztverfahrens. Dermatol Beruf Umwelt. 52(2): 80 – 81

John, S.M., Schwanitz, H.J., Uter, W. (2004)
Influence of ambient meteorological conditions (temperature and absolute humidity) on a routine NaOH-irritation test in occupational dermatology. Contact Dermatitis. 50(3): 170

2005

Monographien

Allmers, H. (2005)
Prävention der Allergie gegen Naturlatex (Habilitationsschrift). München, Deisenhofen: Dustri-Verlag

John, S.M. (Hrsg.) (2005)
Prävention von berufsbedingten Hautkrankheiten: eine interdisziplinäre Herausforderung. 1. Berufsdermatologisch-sozialrechtliches Symposium an der Universität Osnabrück. Göttingen: V&R Unipress

Schlesinger, T. (2005)
Sekundäre Prävention in der Berufsdermatologie. Berlin: Logos

Skudlik, C., Weisshaar, E., Kelterer, D., Schönfeld, M., Diepgen, T.L., John, S.M. (2005)
Operation-Manual zum HVBG-Projekt »Medizinisch-berufliches Rehabilitationsverfahren Haut - Optimierung und Qualitätssicherung des Heilverfahrens«. Osnabrück, Heidelberg, Falkenstein, Bad Reichenhall, 2005

Buchbeiträge und Tagungsbeiträge

John, S.M. (2005)
Das optimierte Hautarztverfahren »OHAV«. In: Oehme, J. (Hrsg.): Berufskrankheiten 2004 - V. Potsdamer BK-Tage 2004. Berlin: Erich Schmidt Verlag, 125-129

Melnik, B. (2005)
Lipidstoffwechselstörungen. In: Braun-Falco, O., Plewig, G., Wolff, H.H., Burgdorf, W.H.C., Landthaler, M. (Hrsg): Dermatologie und Venerologie. 5. Auflage. Heidelberg, Berlin: Springer, Kap. 75, 1095-1110

Schwanitz, H.J., John, S.M. (2005)
Das dermatologische Gutachten aus der Sicht der ABD. In: Oehme, J. (Hrsg.): Berufskrankheiten 2004 - V. Potsdamer BK-Tage 2004. Berlin: Erich Schmidt Verlag, 109-119

Schwanitz, H.J., John, S.M., Brandenburg, S. (2005)
Empfehlungen für die Diagnostik von Berufskrankheiten nach BK 5101. In: Korting, H.C., Callies, R., Reusch, M., Schlaeger, M., Sterry, W. (Hrsg.): Dermatologische Qualitätssicherung. Leitlinien und Empfehlungen. 4. Auflage. Berlin: ABW Wissenschaftsverlag, 421 – 427

Artikel in Zeitschriften

Allmers, H. (2005)
Erfolgreiche Allergieprävention durch einfache Maßnahmen. [Kommentar] Dtsch med Wschr. 130: 83

Allmers, H. (2005)
Frequent acetaminophen use and allergic diseases: is the association clear? (Editorial). J Allergy Clin Immunol. 116: 859 – 862

Allmers, H., Nickau, L., Skudlik, C., John, S.M. (2005)
Aktuelle Erkenntnisse zur Entwicklung obstruktiver Atemwegserkrankungen im Friseurgewerbe (BK Nrn.: 4301/4302). Allergologie. 28(5): 172 – 176

Allmers, H., Schmengler, J., John, S.M., Schwanitz, H.J. (2005)
Primärprävention der Typ-I-Allergie gegen Latex aus Naturkautschuk im deutschen Gesundheitswesen. Allergo J. 14: 329 – 336

Allmers, H., Schmengler, J., Skudlik, C., John, S.M. (2005)
Current state of the art in natural rubber latex prevention. In: Boulton E (ed.) Business Briefing. Hospital Engineering and Facilities Management 2005. London: Touch group, 63 – 66

Diepgen, T.L., Dickel, H., Becker, D., Geier, J., Mahler, V., Schmidt, A., Schwanitz, H.J. (†), Skudlik, C., Wagner, E., Wehrmann, W., Weisshaar, E., Werfel, T., Blome, O. (2005)
Evidenz-basierte Beurteilung der Auswirkung von Typ-IV-Allergien bei der Minderung der Erwerbsfähigkeit – Begutachtung berufsbedingter Hautkrankheiten. Hautarzt. 56: 207 – 223

Hasse, S., Kothari, S., Rokos, H., Kauser, S., Schürer, N.Y., Schallreuter, K. (2005)
In vivo and in vitro evidence for autocrine DCoH/HNF-1alpha transcription of albumin in the human epidermis. Exp Dermatol. 14: 182 – 187

John, S.M., Uter, W. (2005)
Meteorological influence on NaOH-irritation varies with body site. Archives of Dermatological Research. 296(7): 320 - 326

Nienhaus, A., Skudlik, C., Seidler, A. (2005)
Work-related accidents and occupational diseases in veterinarians and their staff. Int Arch Occup Environ Health. 78: 230 - 238

Schürer, N.Y., Klippel, U., Schwanitz, H.J. (2005)
Secondary individual prevention of hand dermatitis in geriatric nurses. Int Arch Occup Environ Health. 78: 149 - 157

Skudlik, C. (2005)
Altershaut braucht besondere Pflege. Unizell News. Ratekau, 03/2005

Skudlik, C. (2005)
Wenn der Beruf »unter die Haut« geht: Prävention von Hauterkrankungen in der Altenpflege - für Pflegende und Bewohner. Forum Gesundheit. 1: 43 - 46

Skudlik, C. (2005)
Wenn der Beruf »unter die Haut« geht: Prävention von Hauterkrankungen in der Altenpflege - für Pflegende und Bewohner. Heim + Pflege. 36: 87 - 88

Skudlik, C., Schwanitz, H.J. (2005)
Hautatrophie bei Pechhautleiden - Ein weiteres Kriterium zur Einschätzung der MdE bei der BK-Nr. 5102 BKV? Dermatol Beruf Umwelt. 53: 83 - 89

Vorträge

Bock, M. (2005)
Barriereregeneration unter wasserdampfdurchlässigen Handschuhmembranen. Vortrag anlässlich der Gemeinschaftstagung der Arbeitgemeinschaft für Berufs- und Umweltdermatologie (ABD) und der Österreichischen Gesellschaft für Arbeitsmedizin (ÖGA).
Graz (Österreich), 20.09.2005

Bock, M., Damer, K., John, S.M., Wulfhorst, B. (2005)
Barriereregeneration unter wasserdampfdurchlässigen Handschuhmembranen. Tagung der Arbeitsgemeinschaft für Berufs- und Umweltdermatologie.
Graz (Österreich), 29.09. - 01.10.2005

Bock, M. (2005)
Effect of semipermeable glove membranes on skin barrier repair following SLS irritation. 15th International Symposium on Contact Dermatitis (ISCD) in conjunction with 5th International Symposium on Irritant Contact Dermatitis (ISICD).
Zypern, 07.11.2005

Bock, M. (2005)
Site variations in susceptibility to SLS at the volar forearm. 15th International Symposium on Contact Dermatitis (ISCD) in conjunction with 5th International Symposium on Irritant Contact Dermatitis (ISICD).
Zypern, 08.11.2005

Eickhorst, S., Schürer, N.Y., John, S.M. (2005)
Beeinflussung der Irritabilität der epidermalen Barriere durch den weiblichen Zyklus.
Dresden, 20. - 23.04.2005

John, S.M. (2005)
Trends in der Berufsdermatologie. Fortbildungsymposium der Universitätshautklinik Magdeburg (Prof. H. Gollnick).
Magdeburg, 12.01.2005

John, S.M. (2005)
Hautempfindlichkeit und Prävention - das Modell Osnabrück. 1. Berufsdermatologisch-sozialrechtliches Symposium an der Universität Osnabrück. Prävention von berufsbedingten Hautkrankheiten: eine interdisziplinäre Herausforderung. *(zugleich Antrittsvorlesung vor der Universität Osnabrück anlässlich der Verleihung des Titels apl. Professor und der Übernahme der kommissarischen Leitung des Fachgebietes Dermatologie, Umweltmedizin, Gesundheitstheorie)*
Osnabrück, 03.02.2005

John, S.M. (2005)
Nutzen Sie das Hautarztverfahren/Optimiertes Hautarztverfahren. Jahrestagung des BVDD Westfalen-Lippe (Prof. Wehrmann).
Lünen, 12.02.2005

John, S.M. (2005)
»Schwere, wiederholt rückfällige Erkrankung, Aufgabezwang, MdE-Einschätzung, Nachbegutachtung, wesentliche Änderung, GefStoffV v. 1.1.2005, BSG-Urteil v. 9.12.2003«, »Epikutantestung berufsspezifischer Substanzen«, »In Parenthese«, »Falldiskussionen«, »Selfassessment«. Ärzteseminar zur Berufsdermatologie (ABD, BVDD, HVBG). Aufbauseminar.
Heidelberg, 12.03.2005

John, S.M. (2005)
»Optimiertes Hautarztverfahren«, »Sozialpolitische Bedeutung des BSG-Urteils v. 9.12.2003«, »Qualitätssicherung des Heilverfahrens«. AK Anwendung des BK-Rechts des HVBG.
Bad Wilsnack, 18.04.2005

John, S.M., Blome, O., Axt-Hammermeister, A., Kuss, O., Prues, M., Tully, I., Dickel, D. (2005)
Das optimierte Hautarztverfahren. 43. Tagung der DDG.
Dresden, 20.04.2005

John, S.M., Skudlik, C. (2005)
Rehabilitation von Berufsdermatosen. 43. Tagung der DDG.
Dresden, 20.04.2005

John, S.M., Wehrmann, W. (2005)
Berufsdermatologie. Frühstücksseminar. 43. Tagung der DDG.
Dresden, 22.04.2005

John, S.M. (2005)
»Zusammenhangsbegutachtung: Anforderungen an die Epikutantestung«, »Epidemiologie von Berufsdermatosen«, »§3 BKV, Hautarztverfahren, BK-Anzeige«, »Falldiskussionen«, »Selfassessment«. Ärzteseminar zur Berufsdermatologie (ABD, BVDD, HVBG). Grundseminar.
Dresden, 23.04.2005

John, S.M. (2005)
»Schwere, wiederholt rückfällige Erkrankung, Aufgabezwang, MdE-Einschätzung, Nachbegutachtung, wesentliche Änderung, GefStoffV v. 1.1.2005«, »Atopie, sog. Dyshidrose, JArbSchG, G24«, »Epikutantestung berufsspezifischer Substanzen«, »Falldiskussionen«, »Selfassessment«. Ärzteseminar zur Berufsdermatologie (ABD, BVDD, HVBG). Aufbauseminar.
Dresden, 24.04.2005

John, S.M. (2005)
»Schwere, wiederholt rückfällige Erkrankung, Aufgabezwang, MdE-Einschätzung, Nachbegutachtung, wesentliche Änderung«, »Streitgegenstände in SG-Verfahren«, »Optimiertes Hautarztverfahren«, »BSG-Urteil v. 9.12.2003«, »Falldiskussionen«, »Selfassessment«. Ärzteseminar zur Berufsdermatologie (ABD, BVDD, HVBG). Spezialseminar.
Dresden, 25.04.2005

John, S.M. (2005)
»Fragen zur Kausalität aus medizinischer Sicht«, »MdE-Bewertung aus medizinischer Sicht«, »Ergebnis der OHAV-Studie. Die zwei neuen optimierten Hautarztberichte aus berufsdermatologischer Sicht«. BK-Gutachter-Seminar des LVBG Nordwestdeutschland in Zusammenarbeit mit der ABD und dem HVBG. Gutachter-Qualitätszirkel.
Hannover, 31.08.2005

John, S.M. (2005)
»Fragen zur Kausalität aus medizinischer Sicht«, »MdE-Bewertung aus medizinischer Sicht«, »Ergebnis der OHAV-Studie. Die zwei neuen optimierten Hautarztberichte aus berufsdermatologischer Sicht«. BK-Gutachter-Seminar des LVBG Nordostdeutschland in Zusammenarbeit mit der ABD und dem HVBG. Gutachter-Qualitätszirkel.
Berlin, 07.09.2005

John, S.M. (2005)
Der optimierte Hautarztbericht/Dermatologische Frühintervention. Mittagsseminar. 8. Tagung der Arbeitsgemeinschaft für Berufs- und Umweltdermatologie (ABD) in der DDG.
Graz (Österreich), 29.09. - 01.10.2005

John, S.M. (2005)
Falldarstellung. BG-Forum anlässlich der 8. Tagung der Arbeitsgemeinschaft für Berufs- und Umweltdermatologie (ABD) in der DDG.
Graz (Österreich), 29.09.2005

John, S.M. (2005)
Paradigmenwechsel im Hautarztverfahren: Kommt der optimierte Hautarztbericht? 8. Tagung der Arbeitsgemeinschaft für Berufs- und Umweltdermatologie (ABD) in der DDG.
Graz (Österreich), 29.09. - 01.10.2005

John, S.M., Elsner, P., Kotschy-Lang, N., Raab, W., Diepgen, T.L. (2005)
Integrierte Versorgung und Disease-Management in der Berufsdermatologie? Start einer Multicenterstudie zur Optimierung des Heilverfahrens. 8. Tagung der ABD.
Graz (Österreich), 29.09. - 01.10.2005

John, S.M. (2005)
»Fragen zur Kausalität aus medizinischer Sicht«, »MdE-Bewertung aus medizinischer Sicht«, »Ergebnis der OHAV-Studie. Die zwei neuen optimierten Hautarztberichte aus berufsdermatologischer Sicht«. BK-Gutachter-Seminar des LVBG Hessen-Mittelrhein in Zusammenarbeit mit der ABD und dem HVBG. Gutachter-Qualitätszirkel.
Mainz, 05.10.2005

John, S.M. (2005)
»Schwere, wiederholt rückfällige Erkrankung, Aufgabezwang, MdE-Einschätzung, Nachbegutachtung, wesentliche Änderung, GefStoffV v. 1.1.2005«, »Atopie, sog. Dyshidrose, JArbSchG, G24«, »Epikutantestung berufsspezifischer Substanzen«, »In Parenthese«, »Falldiskussionen«, »Selfassessment«. Ärzteseminar zur Berufsdermatologie (ABD, BVDD, HVBG); Aufbauseminar.
Hannover, 08.10.2005

John, S.M. (2005)
»Fragen zur Kausalität aus medizinischer Sicht«, »MdE-Bewertung aus medizinischer Sicht«, »Ergebnis der OHAV-Studie. Die zwei neuen optimierten Hautarztberichte aus berufsdermatologischer Sicht«. BK-Gutachter-Seminar des LVBG Nordrhein in Zusammenarbeit mit der ABD und dem HVBG. Gutachter-Qualitätszirkel.
Düsseldorf, 26.10.2005

John, S.M., Skudlik, C. (2005)
Tertiary individual prevention - a decade's experience with recalcitrant occupational dermatitis. 15th Intl. Symposium on Contact Dermatitis (ISCD) in conjunction with the 5th Intl. Symposium on Irritant Contact Dermatitis (ISICD).
Paphos (Zypern), 06. - 09.11.2005

John, S.M. (2005)
»Schwere, wiederholt rückfällige Erkrankung, Aufgabezwang, MdE-Einschätzung, Nachbegutachtung, wesentliche Änderung«, »Streitgegensäande in SG-Verfahren«, »Optimiertes Hautarztverfahren«, »BSG-Urteil v. 9.12.2003«, »In Parenthese«, »Falldiskussionen«, »Selfassessment«. Ärzteseminar zur Berufsdermatologie (ABD, BVDD, HVBG). Spezialseminar.
Heidelberg, 19.11.2005

John, S.M. (2005)
Optionen für die Sekundärprävention von Berufsdermatosen durch das optimierte Hautarztverfahren 12. Erfurter Tage. Symposium zur Prävention arbeitsbedingter Gesundheitsgefahren und Erkrankungen.
Erfurt, 02. – 03.12.2005

Schürer, N.Y. (2005)
Ylang Ylang Allergy 4th Joint Meeting Deutsche Dermatologische Gesellschaft und Sri Lankan Association of Dermatology.
Kandy (Sri Lanka), 25. – 27.02.2005

Schürer, N.Y. (2005)
Zielstrukturen Kutanes Stützgewebe. Tagung der Deutsche Dermatologischen Gesellschaft.
Dresden, 22.04.2005

Schürer, N.Y. (2005)
Chemical Peeling.
Grainau, 06.05.2005

Schürer, N.Y. (2005)
Epidermale Barriere der Haut. Forum Intensivserminar Dermo-Kosmetik 2005.
Frankfurt, 02.06.2005

Schürer, N.Y. (2005)
Ist die Pflege der männlichen Hautalterung Frauensache? Zweiter Osnabrücker Männergesundheitstag.
Osnabrück, 04.06.2005

Schürer, N.Y. (2005)
Chemical Peeling. International Laser and Light Aesthetic Society.
Bonn, 11.06.2005

Schürer, N.Y. (2005)
Barrier function of the skin. Postmedical Institute of Medicine.
Colombo (Sri Lanka), 11.08.2005

Schürer, N.Y. (2005)
Irritant vs allergic contact dermatitis. Postmedical Institute of Medicine.
Colombo (Sri Lanka), 18.08.2005

Schürer, N.Y. (2005)
Chemical Peeling. National Hospital Colombo.
Colombo (Sri Lanka), 25.08.2005

Schürer, N.Y. (2005)
Occupational dermatology. Postmedical Institute of Medicine.
Colombo (Sri Lanka), 25.08.2005

Schürer, N.Y. (2005)
Skin Cancer. Postmedical Institute of Medicine.
Colombo (Sri Lanka), 01.09.2005

Schürer, N.Y. (2005)
Barrier function of the skin. Intensive Course in Dermato-Cosmetic Sciences.
Brüssel (Belgien), 12.09.2005

Schürer, N.Y. (2005)
Hyperacidification of Stratum Corneum Improves Function. European Society of Dermatology Research.
Freiburg, 23. - 25.09.2005

Schürer, N.Y. (2005)
Akne und Peels. Laser - Trier 2005
Trier, 04.11.2005

Schürer, N.Y. (2005)
Anti-Aging: Fakten und Visionen. 133. Tagung der Vereinigung SWD Dermatologen.
Karlsruhe, 11.11.2005

Schürer, N.Y. (2005)
A) El ácido poliláctico como sustancia de relleno
B) Update on Syphilis 2005
C) Lowering the risk of worldwide relevant fragrance sensitization. XVI CILAD Congress of Dermatology, International Society of Dermatology.
Cartagena (Kolumbien), 16. - 20.11.2005

Schürer, N.Y. (2005)
Säureschutzmantel der Haut. Wissenschaftliches Dermatologisches Kolloquium.
Osnabrück, 16.12.2005

Skudlik, C. (2005)
Allergie an Haut und Schleimhäuten: Allergische Kontaktekzeme. Seminar »Berufskrankheiten an Haut und Schleimhäuten - Pathogenese und Prävention«.
Osnabrück, 06. - 08.04.2005

Skudlik, C. (2005)
Atopie und ihre Bedeutung für berufsbedingte Haut- und Schleimhautmanifestationen. Seminar »Berufskrankheiten an Haut und Schleimhäuten - Pathogenese und Prävention«.
Osnabrück, 06. - 08.04.2005

Skudlik, C. (2005)
Grundbegriffe der dermatologischen Begutachtung. Trägerübergreifendes Fachseminar des Verbandes Deutscher Rentenversicherungsträger: Allergologische Probleme von Lunge und Haut in der Arbeitswelt sowie schlafmedizinische Probleme am Arbeitsplatz.
Norderney, 12. - 13.04.2005

Skudlik, C. (2005)
Prävention von berufsbedingten Hauterkrankungen. Trägerübergreifendes Fachseminar des Verbandes Deutscher Rentenversicherungsträger: Allergologische Probleme von Lunge und Haut in der Arbeitswelt sowie schlafmedizinsche Probleme am Arbeitsplatz.
Norderney, 12. - 13.04.2005

Skudlik, C. (2005)
Atopie und ihre Bedeutung für berufsbedingte Haut- und Schleimhautmanifestationen. Seminar »Berufskrankheiten an Haut und Schleimhäuten – Pathogenese und Prävention«.
Osnabrück, 13. – 15.04.2005

Skudlik, C. (2005)
Allergie an Haut und Schleimhäuten: Allergische Kontaktekzeme. Seminar »Berufskrankheiten an Haut und Schleimhäuten – Pathogenese und Prävention«.
Osnabrück, 13. – 15.04.2005

Skudlik, C. (2005)
Workshop für Betriebsärzte »Prävention berufsbedingter Hauterkrankungen in Theorie und Praxis«. Berufsgenossenschaft für Gesundheitsdienst und Wohlfahrtspflege.
Heidenheim, 12. – 13.05.2005

Skudlik, C. (2005)
Aerogenes allergisches Kontaktekzem in der Altenpflege und Übersicht über die Typ-IV-Allergien in diesem Bereich. 8. Norddt. Allergie-Roundtable.
Potsdam, 17. – 18.06.2005

Skudlik, C. (2005)
Neues zum optimiertem Hautarztverfahren und aktuelle Ergebnisse zur stationären Rehabilitation in Osnabrück (10Jahres-Übersicht). 8. Norddt. Allergie-Roundtable.
Potsdam, 17. – 18.06.2005

Skudlik, C. (2005)
Erfolge in der Prävention von Berufsdermatosen. 20. Arbeitsmedizinische Herbsttagung.
Mainz, 20. – 23.10.2004

Skudlik, C., John, S.M. (2005)
Allergologische Diagnostik außerhalb von DRG und Budget: Der optimierte Hautarztbericht. 34. Arbeitssitzung der Deutschen Kontaktallergie-Gruppe (DKG).
Freudenberg, 28. – 29.10.2005

Skudlik, C. (2005)
Allergische Erkrankungen in der Arbeitswelt: Aktuelle Entwicklungen in Diagnostik, Prävention und Rehabilitation. 11. Fortbildungsreihe für Betriebsärzte der Akademie für Ärztliche Fortbildung der Ärztekammer Niedersachsen.
Hannover, 03.11.2004

Wulfhorst, B. (2005)
Gesunde Berufsschulen - gesunde Arbeit: Prävention von berufsbedingten Erkrankungen am Beispiel des Friseurhandwerks und der Altenpflege. Tagung Gesundheit in Ausbildung und Beruf.
Dresden, 02. - 03.09.2005

Wulfhorst, B. (2005)
Secondary prevention of occupational skin diseases in hairdressers: Long term efficacy 5 Years after intervention. The 15th International Symposium on Contact Dermatitis (ISCD).
Paphos (Zypern), 06. - 09.11.2005

Wulfhorst, B., Bock, M., John, S.M. (2005)
Sekundäre Individualprävention: Langzeiteffektivität von Schulungsprogrammen für Patienten mit berufsbedingten Hauterkrankungen. Tagung der Arbeitsgemeinschaft für Berufs- und Umweltdermatologie.
Graz (Österreich), 29.09. - 01.10.2005

Poster

Allmers, H., Skudlik, C., John, S.M., Schmengler, J. (2005)
Preliminary results of a double-blind placebo-controlled cross-over trial of air cleaning devices for secondary prevention of obstructive airways disease in hairdressers. XIX World Allergy Congress and XXIV Congress of the European Academy of Allergology and Clinical Immunology (EAACI).
München, 26.06. - 01.07.2005

Allmers, H., Schmengler, J., John, S.M., Skudlik, C. (2005)
Decline of occupational allergies to natural rubber latex in the German health care system. Second International Conference Occupational and Environmental Exposures of Skin to Chemicals 2005.
Stockholm (Schweden), 12. - 15.06.2005

Eickhorst, S., Schürer, N.Y., John, S.M. (2005)
Beeinflussung der Irritabilität der epidermalen Barriere durch den weiblichen Zyklus. 43. Tagung der DDG.
Dresden, 20. - 23.04.2005

Fritzen, C., Skudlik, C., Bergolte, K., John, S.M. (2005)
Berufsbedingtes aerogenes allergisches Kontaktekzem bei Typ-IV-Sensibilisierung gegenüber Tetrazepam in der Altenpflege. 43. Tagung der Deutschen Dermatologischen Gesellschaft.
Dresden, 20. - 23.04.2005

Geier, J., Jappe, U., Skudlik, C., Hillen, U., Lessmann, H. (2005)
Kontaktallergie gegen Komponenten von Epoxidharz-Systemen. Ergebnisse der Studie EPOX 2002. Gemeinschaftstagung der Arbeitsgemeinschaft für Berufs- und Umweltdermatologie und der Österreichischen Gesellschaft für Arbeitsmedizin.
Graz (Österreich), 28.09. - 01.10.2005

Mertin, M., Sieverding, M., Wulfhorst, B., John, S.M. (2005)
Sekundäre Individualprävention bei beruflich bedingten Hauterkrankungen: Auswahl geeigneter persönlicher Schutzausrüstungen und Darstellung am Beispiel einer Kasuistik. 8. Tagung der Arbeitsgemeinschaft für Berufs- und Umweltdermatologie.
Graz (Österreich), 29.09. - 01.10.2005

Pelchrzim von, R., Skudlik, C., John, S.M. (2005)
Das BSG-Urteil vom 09.12.2003 (B 2 U 5/03 R) und der »objektive Unterlassungszwang« bei der BK Nr. 5101 BKV. 78. Jahrestagung der Norddeutschen Dermatologischen Gesellschaft. Hamburg, 09. - 11.09.2005

Sieverding, M., Mertin, M., Wulfhorst, B., John, S.M. (2005)
Überprüfung von Sicherheitsdatenblättern auf ihre Aussagen zum Hautschutz. 8. Tagung der Arbeitsgemeinschaft für Berufs- und Umweltdermatologie.
Graz (Österreich), 29.09. - 01.10.2005

Skudlik, C., Allmers, H., Wulfhorst, B., John, S.M. (2005)
Tertiary individual prevention (TIP) of allergic and irritant occupational skin diseases. XIX World Allergy Congress and XXIV Congress of the European Academy of Allergology and Clinical Immunology (EAACI).
München, 26.06. - 01.07.2005

Skudlik, C., Allmers, H., Wulfhorst, B., John, S.M. (2005)
Tertiary individual prevention (TIP) of occupational skin diseases in Germany. Second International Conference Occupational and Environmental Exposures of Skin to Chemicals 2005.
Stockholm (Schweden), 12. - 15.06.2005

Skudlik, C., Pelchrzim von, R., John, S.M. (2005)
Ade Unterlassungszwang? Die Bedeutung des BSG-Urteils vom 09.12.2003 (B 2 U 5/03 R) aus dermatologischer Sicht. 8. Tagung der Arbeitsgemeinschaft für Berufs- und Umweltdermatologie.
Graz (Österreich), 29.09. - 01.10.2005

Skudlik, C., Schwanitz, H.J., John, S.M. (2005)
Hautatrophie bei Pechhautleiden - Ein weiteres Kriterium für die MdE-Bewertung bei BK 5102. 43. Tagung der DDG.
Dresden, 20. - 23.04.2005

Ulrich, S., Skudlik, C., John, S.M. (2005)
Chronische allergische Kontaktstomatitis bei berufsbedingter (Meth-) Acrylatsensibilisierung. 78. Jahrestagung der Norddeutschen Dermatologischen Gesellschaft.
Hamburg, 09. - 11.09.2005

Wulfhorst, B. (2005)
Langzeiteffektivität von Schulungsprogrammen für Patienten mit berufsbedingten Hauterkrankungen. 1. Nationaler Präventionskongress in Deutschland.
Dresden, 01. - 02.12.2005

Abstracts

Allmers, H., Schmengler, J., John, S.M., Skudlik, C. (2005)
Decline of occupational allergies to natural rubber latex in the German health care system. Abstract Book: Second International Conference Occupational and Environmental Exposures of Skin to Chemicals 2005. Stockholm, 167 – 168

Allmers, H., Schmengler, J., Skudlik, C., John, S.M. (2005)
Entwicklung der Neumeldungen der Typ-I-Allergie gegen Latex aus Naturkautschuk im Bereich der BGW. Abstraktband anläßlich der 43. Tagung der Deutschen Dermatologischen Gesellschaft in Dresden vom 20. - 23.04.2005, J Dtsch Dermatol Ges. 3 (Suppl. 1): S138

Allmers, H., Skudlik, C., John, S.M., Schmengler, J. (2005)
Preliminary results of a double-blind placebo-controlled cross-over trial of air cleaning devices for secondary prevention of obstructive airways disease in hairdressers. Journal of the World Allergy Organization. Suppl. 1: 374

Bock, M., Damer, K., John, S.M., Wulfhorst, B. (2005)
Barriereregeneration unter wasserdampfdurchlässigen Handschuhmembranen. Dermatol Beruf Umwelt. 53: 140

Bock, M., Damer, K., John, S.M., Wulfhorst, B. (2005)
Effect of semipermeable glove membranes on skin barrier repair following SLS irritation. Exogenous Dermatology, 3(4): 186

Bock, M., John, S.M., Wulfhorst, B. (2005)
Site variations in susceptibility to SLS at the volar forearm. Exogenous Dermatology. 3(4): 186

Eickhorst, S., Schürer, N.Y., John, S.M. (2005)
Beeinflussung der Irritabilität der epidermalen Barriere durch den weiblichen Zyklus. J Dtsch Dermatol Ges. 3 (Suppl. 1): 162

Fritzen, C., Skudlik, C., Bergolte, K., John, S.M. (2005)
Berufsbedingtes aerogenes allergisches Kontaktekzem bei Typ-IV-Sensibilisierung gegenüber Tetrazepam in der Altenpflege. Abstraktband anläßlich der 43. Tagung der Deutschen Dermatologischen Gesellschaft in Dresden vom 20.04.–23.04.2005, J Dtsch Dermatol Ges, 3 (Suppl. 1): 162

John, S.M. (2005)
Paradigmenwechsel im Hautarztverfahren: Kommt der optimierte Hautarztbericht? Dermatol Beruf Umwelt. 53(3): 138

John, S.M., Blome, O., Axt-Hammermeister, A., Kuss, O., Prues, M., Tully, I., Dickel, D. (2005)
Das optimierte Hautarztverfahren. J Dtsch Dermatol Ges. 3 (Suppl. 1): 14

John, S.M., Elsner, P., Kotschy-Lang, N., Raab, W., Diepgen, T.L. (2005)
Integrierte Versorgung und Disease-Management in der Berufsdermatologie? Start einer Multizenterstudie zur Optimierung des Heilverfahrens. Dermatol Beruf Umwelt. 53(3): 135

John, S.M., Skudlik, C. (2005)
Rehabilitation von Berufsdermatosen. Abstraktband anläßlich der 43. Tagung der Deutschen Dermatologischen Gesellschaft in Dresden vom 20. – 23.04.2005, J Dtsch Dermatol Ges. 3 (Suppl. 1): 32

John, S.M., Wehrmann, W. (2005)
Berufsdermatologie. J Dtsch Dermatol Ges. 3 (Suppl. 1): 104

Mertin, M., Sieverding, M., Wulfhorst, B., John, S.M. (2005)
Sekundäre Individualprävention bei beruflich bedingten Hauterkrankungen: Auswahl geeigneter persönlicher Schutzausrüstungen und Darstellung am Beispiel einer Kasuistik. Dermatol Beruf Umwelt. 53: 149 – 150

Sieverding, M., Mertin, M., Wulfhorst, B., John, S.M. (2005)
Überprüfung von Sicherheitsdatenblättern auf ihre Aussagen zum Hautschutz. Dermatol Beruf Umwelt. 53: 151

Skudlik, C., Allmers, H., Wulfhorst, B., John, S.M. (2005)
Tertiary individual prevention (TIP) of allergic and irritant occupational skin diseases. Journal of the World Allergy Organization. Suppl 1: 386

Skudlik, C., Allmers, H., Wulfhorst, B., John, S.M. (2005)
Tertiary individual Prevention (TIP) of Occupational Skin Diseases in Germany. The Second International Conference Occupational and Environmental Exposures of skin to Chemicals 2005, 12. – 15.06.2005, Stockholm, Schweden, Abstracts book, 177 («best poster« award)

Skudlik, C., John, S.M. (2005)
Ergebnisse zehnjähriger Tertiärer Individual-Prävention (TIP) bei Berufsdermatosen. Dermatol Beruf Umwelt. 53(3): 136

Skudlik, C., John, S.M. (2005)
Tertiäre Prävention durch stationäre Heilverfahren. Abstraktband anläßlich der 43. Tagung der Deutschen Dermatologischen Gesellschaft in Dresden vom 20.04.–23.04.2005, J Dtsch Dermatol Ges. 3 (Suppl. 1): 14

Skudlik, C., Pelchrzim von, R., John, S.M. (2005)
»Ade Unterlassungszwang?« Die Bedeutung des BSG-Urteils vom 09.12.2003 (B 2 U 5/03 R) aus dermatologischer Sicht. Dermatol Beruf Umwelt. 53(3): 137

Skudlik, C., Schwanitz, H.J. (†), John, S.M. (2005)
Hautatrophie bei Pechhaut-Leiden – Ein weiteres Kriterium für die MdE-Bewertung bei BK 5102 BKV? Abstraktband anläßlich der 43. Tagung der Deutschen Dermatologischen Gesellschaft in Dresden vom 20.04.–23.04.2005, J Dtsch Dermatol Ges. 3 (Suppl. 1): 162

Wulfhorst, B., Bock, M., John, S.M. (2005)
Secondary Prevention of occupational skin deseases in hairdressers: Long term efficacy 5 years after intervention. Exogenous Dermatology. 3(4): 181

Wulfhorst, B., Bock, M., John, S.M. (2005)
Sekundäre Individualprävention: Langzeiteffektivität von Schulungsprogrammen für Patienten mit berufsbedingten Hauterkrankungen. Dermatol Beruf Umwelt. 53: 135

2006

Monographien

John, S.M. (Hrsg.) (2006)
Prävention von berufsbedingten Hautkrankheiten: Eine interdisziplinäre Herausforderung. 1. Berufsdermatologisch-sozialrechtliches Symposium an der Universität Osnabrück. Göttingen: V&R Unipress

Szliska, S., Brandenburg, S., John, S.M. (2006)
Berufsdermatologie. 2. Auflage. München, Deisenhofen: Dustri-Verlag

Buchbeiträge und Tagungsbeiträge

Blome, O., Bernhard-Klimt, C., Brandenburg, S., Diepgen, T.L., Dostal, W., Drexler, H., Frank, K.H., John, S.M., Kleesz, P., Schindera, I., Schmidt, A., Schwanitz, H.J. (2006)
Bamberger Merkblatt. Begutachtungsempfehlungen für die Berufskrankheit Nr. 5101 der Anlage zur BKV. In: Szliska, S., Brandenburg, S., John, S.M. (Hrsg.): Berufsdermatologie. 2. Auflage. München, Deisenhofen: Dustri-Verlag, 395–413

Bock, M., Schwanitz, H.J. (2006)
Effects of CO_2 on barrier recovery. In: Chew, A.-L., Maibach, H.I. (eds.): Handbook of irritant contact dermatitis. Berlin, Heidelberg: Springer Verlag, 455–457

Frosch, P.J., Aberer, W., August, P.J., Adams, R., Agner, T., Beck, M.H., Constandt, L., Conde-Salazar, L., Hannuksela, M., John, S.M., Le Coz, C., Maqueda, J., Maibach, H.I., Muston, H.L., Nixon, R.L., Rast, H., Rycroft, R.J.G., van Tichelen, W.I., Wahlberg, J. (2006)
International Legal Aspects of Worker's Compensation for Occupational Contact Dermatitis. In: Frosch, P.J., Menné, T., Lepoittevin, J.P. (eds.): Contact Dermatitis. 4th edition. Berlin, Heidelberg: Springer Verlag, 875 - 892

Frosch, P.J., John, S.M. (2006)
Clinical aspects of irritant contact dermatitis. In: Frosch, P.J., Menné, T., Lepoittevin, J.P. (eds.): Contact Dermatitis. 4th edition. Berlin, Heidelberg: Springer Verlag, 255 - 294

John, S.M. (2006)
Berufsdermatosen. In: Hengge, U., Ruzicka, T. (Hrsg.): Dermatologie und Venerologie. Stuttgart: Wissenschaftliche Verlagsgesellschaft, 495 - 503

John, S.M. (2006)
Chancen und Grenzen der stationären Prävention von Berufsdermatosen. In: Berufsgenossenschaft der keramischen und Glas-Industrie (Hrsg.): Arbeitsmedizinisches Kolloquium Bad Reichenhall 2005. Berufsbedingte Haut und obstruktive Atemwegserkrankungen. Heidelberg: Dr. Curt Haefner-Verlag, 17 - 30

John, S.M. (2006)
Hautarztverfahren: Universelle Plattform für die dermatologische Frühintervention. In: Szliska, S., Brandenburg, S., John, S.M. (Hrsg.): Berufsdermatologie. 2. Auflage. München, Deisenhofen: Dustri-Verlag, 517 - 546

John, S.M. (2006)
Hautempfindlichkeit und Prävention. In: John, S.M. (Hrsg.): Prävention von berufsbedingten Hautkrankheiten: Eine interdisziplinäre Herausforderung. 1. Berufsdermatologisch-sozialrechtliches Symposium an der Universität Osnabrück. Göttingen: V&R Unipress, 27 - 47

John, S.M. (2006) Verlag
Hautirritabilitätstests. In: Szliska, S., Brandenburg, S., John, S.M. (Hrsg.): Berufsdermatologie. 2. Auflage. München, Deisenhofen: Dustri-Verlag, 581 - 589

John, S.M. (2006)
Optionen für die Sekundärprävention von Berufsdermatosen durch das optimierte Hautarztverfahren. In: Grieshaber, R., Stadeler, M., Scholle, H.C. (Hrsg.): 12. Erfurter Tage. Prävention von arbeitsbedingten Gesundheitsgefahren und Erkrankungen. Jena, Quedlinburg: Dr. Bussert & Stadeler, 51 - 71

John, S.M. (2006)
Primary and acquired sensitive skin. In: Berardesca, E., Fluhr, J., Maibach, H.I. (eds.): The sensitive skin syndrome. New York: Taylor & Francis, 129 - 147

John, S.M., Schwanitz, H.J. (2006)
Functional skin testing: the SMART-procedures. In: Chew, A.-L., Maibach, H.I. (eds.): Irritant Dermatitis. Heidelberg, New York: Springer Verlag, 211 - 221

John, S.M., Skudlik, C. (2006)
Gutachten-Checkliste BK 5101: Leitfaden zur Anamneseerhebung, Befundung und versicherungsrechtlichen Bewertung. In: Szliska, S., Brandenburg, S., John, S.M. (Hrsg.): Berufsdermatologie. 2. Auflage. München, Deisenhofen: Dustri-Verlag, 433 - 445

Schürer, N.Y. (2006)
Botox, Filler Peels: The scientific view. In: Krutmann, J., Gilchrest, B.A. (eds): Skin aging. Berlin, Heidelberg, New York, Tokyo: Springer Verlag, 167 - 184

Schürer, N.Y. (2006)
Dry skin. In: Ring, J., Przybilla, B., Ruzicka, T. (eds): Handbook of Atopic Eczema. Berlin, Heidelberg, New York, Tokyo: Springer Verlag, 157 - 165

Schürer, N.Y. (2006)
Gefahren im Badeurlaub. In: Plewig, G., Thomas, P. (Hrsg.): Fortschritte der praktischen Dermatologie und Venerologie. Berlin, Heidelberg, New York, Tokyo: Springer Verlag, 167 - 184

Schürer, N.Y. (2006)
Fatty acid binding proteins. In: Chew, A.I., Maibach, H.I. (Eds): Irritant Dermatitis. Berlin, Heidelberg, New York, Tokyo: Springer Verlag, 335 - 344

Schürer, N.Y., Schwanitz, H.J. (2006)
Prevention and repair of barrier disruption in occupational dermatology. In: Elias, P.M., Feingold, K. (eds): Skin Barrier. New York: Taylor & Francis Group, 519 - 534

Schürer, N.Y., Uter, W., Schwanitz, H.J. (2006)
Barrier Function and Perturbation: Relevance for Interdigital Dermatitis. In: Chew, A.I., Maibach, H.I. (eds): Irritant Dermatitis. Berlin, Heidelberg, New York, Tokyo: Springer Verlag, 23 - 30

Skudlik, C., Brandenburg, S., John, S.M. (2006)
Berufsdermatologische Kasuistiken: Beispiel-Gutachten. In: Szliska, S., Brandenburg, S., John, S.M. (Hrsg.): Berufsdermatologie. 2. Auflage. München, Deisenhofen: Dustri-Verlag, 467 - 486

Skudlik, C., Wulfhorst, B., John, S.M. (2006)
Tertiäre Individual-Prävention (TIP): Modifiziertes stationäres Heilverfahren bei Berufsdermatosen. In: Szliska, S., Brandenburg S., John, S.M. (Hrsg.): Berufsdermatologie, 2. Auflage. München, Deisenhofen: Dustri-Verlag, 571 - 579

Wulfhorst, B. (2006)
Gesundheitspädagogik in der Prävention von Berufsdermatosen. In: Szliska, S., Brandenburg, S., John, S.M. (Hrsg.): Berufsdermatologie, 2. Auflage. München, Deisenhofen: Dustri-Verlag, 547 - 558

Wulfhorst, B. (2006)
Gesundheitserziehung und Patientenschulung. In: Hurrelmann, K., Laaser, U. (Hrsg.): Handbuch Gesundheitswissenschaften, 4. Auflage. Weinheim: Juventa, 819 - 844

Wulfhorst, B., Bock, M., Skudlik, C., John, S.M. (2006)
Worker education and teaching programs: The German experience. In: Frosch, P.J., Menné, T., Lepoittevin, J.P. (eds.): Contact Dermatitis. 4th edition. Berlin, Heidelberg: Springer Verlag, 855 - 861

Artikel in Zeitschriften

Geier, J., Lessmann, H., Becker, D., Bruze, M., Frosch, P.J., Fuchs, T., Jappe, U., Koch, P., Pföhler, C., Skudlik, C. (2006)
Patch testing with components of water-based metalworking fluids: results of a multicenter study with a second series. Contact Dermatitis. 55: 322 - 329

Hachem, J.P., Houben, E., Crumrine, D., Man, M.Q., Schürer, N.Y., Roelandt, T., Choi, E.H., Uchida, Y., Brown, B.E., Feingold, K.R., Elias, P.M. (2006)
Serine protease signaling of epidermal permeability barrier homeostasis. J Invest Dermatol. 126: 2074 – 2086

John, S.M. (2006)
Das antizipierte Sachverständigengutachten aus medizinischer Sicht am Beispiel des »Bamberger Merkblatt«. Forum Medizinische Begutachtung. 2/2006: 25 – 28

John, S.M. (2006)
Pressekonferenz der ABD zur bundesweiten Einführung des optimierten Hautarztverfahrens. Dermatol Beruf Umwelt. 54: 34 – 35

John, S.M. (2006)
Stationäre Tertiäre Individual-Prävention (TIP) nach dem »Osnabrücker Modell«. Umwelt- und berufsdermatologisches Bulletin. 106: 3 – 6

John, S.M., Bartel, G., Brehler, R., Degenhardt, A., Fluhr, J., Frosch, P.J., Kügler, K., Haufs, M.G., Khrenova, L., Kleesz, P., Manegold, H.-G., Schindera, I., Sizmann, N., Soost, S., Tiedemann, K.-H., Wagner, E., Worm, M. (2006)
Negativliste: Hautirritabilitäts- und Hautfunktionsdiagnostik zur Erfassung und Bewertung irritativer Hautschäden. ABD-Arbeitsgruppe »Erfassung und Bewertung irritativer Hautschäden«. Dermatol Beruf Umwelt. 54: 108 – 111

John, S.M., Blome, O., Rogosky, E., Axt-Hammermeister, A., Hagemann, K.H., Kuss, O., Skudlik, C., Dickel, H. (2006)
Optimiertes Hautarztverfahren: Ergebnisse einer Pilotstudie im Norddeutschen Raum. Dermatol Beruf Umwelt. 54: 90 – 100

John, S.M., Skudlik, C. (2006)
Neue Versorgungsformen in der Berufsdermatologie – Vernetzte stationär-ambulante Prävention von schweren Berufsdermatosen: Eckpunkte für eine funktionierende integrierte Versorgung in Klinik und Praxis. Gesundheitswesen. 68: 769 – 774

John, S.M., Skudlik, C., Römer, W., Blome, O., Brandenburg, S., Diepgen, T.L., Harwerth, A., Köllner, A., Pohrt, U., Rogosky, E., Schindera, I., Stary, A., Worm, M. (2006)
Leitlinie Hautarztverfahren der Arbeitsgemeinschaft für Berufs- und Umweltdermatologie (ABD). Dermatol Beruf Umwelt. 54: 101 – 103

Khrenova, L., John, S.M., Pfahlberg, A., Gefeller, O., Uter, W. (2006)
Die Entwicklung des Hautzustands innerhalb der ersten 8 – 10 Berufsjahre als Friseur – Ergebnisse einer Nachbefragung von Teilnehmern der »POSH-Studie«. Dermatol Beruf Umwelt. 54: 25 – 33

Melnik, B. (2006)
Störungen antimikrobieller Lipide bei atopischer Dermatitis. J Dtsch Dermatol Ges. 4: 114 – 123

Pels, R., John, S.M., Skudlik, C. (2006)
Aktuelle Rechtsprechung zur BK 5101. Neue Aspekte zum Unterlassungszwang in der berufsdermatologischen Begutachtung – aus medizinischer Sicht (Teil II). Dermatol Beruf Umwelt. 54: 59 – 67

Schindera, I., John, S.M. (2006)
Der optimierte Hautarztbericht (OHAB): Anmerkungen aus der Praxis. Dermatol Beruf Umwelt. 54: 104 – 107

Schindera, I., John, S.M. (2006)
Neuregelung sichert beschleunigte Bearbeitung.Der optimierte Hautarztbericht (OHAB) setzt ein gestuftes Verfahren in Gang. Der deutsche Dermatologe. 54: 146 – 148

Schürer, N.Y. (2006)
Kurzzeitdozentur in Sri Lanka. Derm. 12: 81 – 84

Schürer, N.Y., Wiest, L. (2006)
Chemical peels. Hautarzt. 57: 61 – 76

Skudlik, C., Dulon, M., Pohrt, U., Appl, K., John, S.M., Nienhaus, A. (2006)
The Occupational Hand Eczema Severity Index (OHSI). A study of the interobserver reliability of a scoring system assessing occupational skin diseases of the hands. Contact Dermatitis. 55: 42 – 47

Wulfhorst, B., Bock, M., John, S.M. (2006)
Sustainability of an interdisciplinary secondary prevention program in hairdressers. Contact Dermatitis. 55 (Suppl. 1): 28 – 29

Vorträge

Allmers, H. (2006)
Erfolgreiche Prävention von Atemwegserkrankungen am Beispiel der Naturlatexallergie. 13. Erfurter Tage. Prävention von arbeitsbedingten Gesundheitsgefahren und Erkrankungen.
Erfurt, 07. - 10.12.2006

Bock, M. (2006)
Kompetenzprofil von Absolventen am Beispiel kosmetische Produkte: Testung und Bewertung. 14. Hochschultage berufliche Bildung. F08 Körperpflege Innovationsstand und Innovationsbedarf in der Lehrerbildung.
Bremen, 15.03.2006

Ebisch, M.A., Skudlik, C., Allmers, H., John, S.M. (2006)
Berufsbedingte Soforttyp-Allergie gegenüber dem Farbstoff Basic Blue 99 bei einer Friseurin - mit Relevanz für die Haut und z.A. einer Relevanz für die Atemwege. 79. Tagung der Norddeutschen Dermatologischen Gesellschaft.
Oldenburg, 06. - 08.09.2006

John, S.M. (2006)
»Schwere, wiederholt rückfällige Erkrankung, Aufgabezwang, MdE-Einschätzung, Nachbegutachtung, wesentliche Änderung, GefStoffV v. 1.1.2005«, »JArbSchG, G24«, »Epikutantestung berufsspezifischer Substanzen«, »In Parenthese,« »Falldiskussionen«, »Selfassessment«. Ärzteseminar zur Berufsdermatologie (ABD, BVDD, HVBG). Aufbauseminar.
Berlin, 18.01.2006

John, S.M. (2006)
Optimiertes Hautarztverfahren als universelle Plattform für Frühintervention bei berufsbedingten Hautkrankheiten. 1. Berufsdermatologischer Samstag der Klinik für Dermatologie und Allergologie der Ruhr-Universität Bochum.
Bochum, 18.03.2006

John, S.M. (2006)
»Berufsdermatologie 2006: Aktuelle Entwicklung aus der Berufsdermatologie/ Qualitätssicherung«, »Neues Bamberger Merkblatt«, »Falldiskussionen«, »Selfassessment«. Ärzteseminar zur Berufsdermatologie (ABD, HVBG). Qualitätszirkel. Bochum, 19.03.2006

Geier, J., Lessmann, H., Becker, D., Bruze, M., Frosch, P.J., Fuchs, T., Jappe, U., Koch, P., Pföhler, C., Skudlik, C. (2006)
Epikutantestung mit Kühlschmierstoff-Komponenten - Ergebnisse einer Multizenter-Studie 2004/2005. 7. Dermatologisches Alpenseminar.
Grainau 25. - 28.05.2006

John, S.M. (2006)
Das neue Hautarztverfahren - Stand der Dinge. 8. Internationaler Hautschutztag.
Krefeld, 17.05.2006

John, S.M. (2006)
Forschungsvorhaben »Medizinisch-berufliches Rehabilitationsverfahren Haut - Optimierung und Qualitätssicherung des Heilverfahrens (ROQ)«. 7. Dermatologisches Alpenseminar.
Grainau, 24. - 28.05.2006

John, S.M. (2006)
»Hauttestung berufsspezifischer Substanzen«, »JArbSchG, G24«, »Falldiskussionen«, »Selfassessment«. Ärzteseminar zur Berufsdermatologie (ABD, HVBG). Aufbauseminar. Delmenhorst, 10.06.2006

John, S.M. (2006)
Effektive dermatologische Frühintervention: Aktueller Stand der Berufsdermatologie. Fortbildung Dermatologie (Prof. H. Gollnick).
Weimar, 17.06.2006

John, S.M. (2006)
»Hauttestung berufsspezifischer Substanzen«, »JArbSchG, G24«, »Falldiskussionen«, »Selfassessment«. Ärzteseminar zur Berufsdermatologie (ABD, HVBG). Grundseminar.
München, 22.07.2006

John, S.M. (2006)
»Hauttestung berufsspezifischer Substanzen«, »Schwere, wiederholt rückfällige Erkrankung, Aufgabezwang, MdE-Einschätzung, Nachbegutachtung, wesentliche Änderung, GefStoffV v. 1.1.2005, JArbSchG, G24«, »Falldiskussionen«, »Selfassessment«. Ärzteseminar zur Berufsdermatologie (ABD, HVBG). Aufbauseminar.
München, 23.07.2006

John, S.M. (2006)
Das optimierte Hautarztverfahren: Königsweg zur sekundären und tertiären Individualprävention. 20. Fortbildungswoche für praktische Dermatologie und Venerologie.
München, 23. - 28.07.2006

John, S.M. (2006)
Fortschritte bei der Prävention von Berufsdermatosen. Kurs Berufsdermatologie 20. Fortbildungswoche für praktische Dermatologie und Venerologie.
München, 23. - 28.07.2006

John, S.M. (2006)
Neues Hautarztverfahren. 20. Fortbildungswoche für praktische Dermatologie und Venerologie.
München, 23. - 28.07.2006

John, S.M. (2006)
Berufsdermatologie im Brennpunkt: Wichtige Neuerungen 2006. Norddeutsche Dermatologische Gesellschaft.
Oldenburg, 08. - 10.09.2006

John, S.M. (2006)
Adäquat Diagnostizieren und Therapieren. Nutzen Sie das Hautarztverfahren? Jahrestagung des Berufsverbandes der deutschen Dermatologen (BVDD).
Berlin, 22. - 23.09.2006

John, S.M. (2006)
Hand eczema - therapeutic guidelines. 15th Congress of the European Academy of Dermatology and Venerology (EADV).
Rhodos (Griechenland), 04. - 08.10.2006

John, S.M. (2006)
Secondary and tertiary individual prevention (SIP & TIP): An interdisciplinary multi-step-approach to the management of occupational dermatitis. VU university medical center. Prof. D. Bruynzeel
Amsterdam (Niederlande), 17.10.2006

John, S.M. (2006)
Leitlinien für das neue Hautarztverfahren – Sekundärprävention durch den Betriebsarzt? 22. Arbeitsmedizinische Herbsttagung des Verbandes Deutscher Betriebs- und Werksärzte (VDBW).
Würzburg, 19. – 21. 10. 2006

John, S.M., Bartel, G., Brehler, R., Degenhardt, A., Frosch, P.J., Kügler, K., Haufs, M.G., Khrenova, L., Kleesz, P., Manegold, H.-G., Schindera, I., Sizmann, N., Tiedemann, K.-H., Wagner, E., Worm, M. (2006)
Hautirritabilitätsdiagnostik in der Berufsdermatologie. 7. Dermatologisches Alpenseminar.
Grainau, 24. – 28. 05. 2006

John, S.M., Skudlik, C. (2006)
A decade's experience with recalcitrant occupational dermatitis. 8th Congress of the European Society of Contact Dermatitis (ESCD).
Berlin, 13. – 16. 09. 2006

Schürer, N.Y. (2006)
Aknetherapie. DSKB Seminar Dr. August Wolff GmbH.
Bielefeld, 09.02.2006

Schürer, N.Y. (2006)
Chemical Peeling. National Hospital Colombo.
Colombo (Sri Lanka), 16. 03. 2006

Schürer, N.Y. (2006)
Chemical Peeling. Sri Lankan College of Dermatology
Kandy (Sri Lanka), 18. 03. 2006

Schürer, N.Y. (2006)
Was sind Polyhydroxysäuren und was bewirken sie? Fortbildung des Klinikums Darmstadt.
Darmstadt, 05. 04. 2006

Schürer, N.Y. (2006)
Hautalterung. Gesundheitsforum
Frankfurt, 24. 07. 2006

Schürer, N.Y. (2006)
Stigmatisierende Hautveränderungen im interkulturellen Vergleich.
18. Fortbildungswoche für praktische Dermatologie und Venerologie.
München, 24.07.2006

Schürer, N.Y. (2006)
Plenarvortrag: Gefahren im Badeurlaub. 18. Fortbildungswoche für praktische Dermatologie und Venerologie.
München, 26.07.2006

Schürer, N.Y. (2006)
Barrier function of the skin. Intensive Course in Dermato-Cosmetic Sciences.
Brüssel (Belgien), 14.09.2006

Schürer, N.Y. (2006)
Physiology and anatomy of the skin. Megapharma Beautician Seminar.
Colombo (Sri Lanka), 18.09.2006

Schürer, N.Y. (2006)
Dangers while bathing. 1. International Dermatology Symposium, Sri Lankan College of Dermatology.
Colombo (Sri Lanka), 24.09.2006

Schürer, N.Y. (2006)
Aknetherapie. DSKB Seminar Dr. August Wolff GmbH.
Bielefeld, 26.10.2006

Schürer, N.Y. (2006)
Chemical Peeling. 8. Internationaler Darmstädter Live-Symposium.
Frankfurt, 03.11.2006

Skudlik, C. (2006)
Evidenz von Hautschutz. Hautschutz – hautnah. Landesanstalt für Arbeitsschutz des Landes Nordrhein-Westfalen.
Essen, 25.01.2006

Skudlik, C. (2006)
Vernetzte ambulante und stationäre interdisziplinäre Prävention und Rehabilitation berufsbedingter Hauterkrankungen. 1. Norderneyer Symposium Allergie und Rehabilitation chronischer Hauterkrankungen.
Norderney, 17. – 19.02.2006

Skudlik, C. (2006)
Allergie an Haut und Schleimhäuten: Allergische Kontaktekzeme. Seminar »Berufskrankheiten an Haut und Schleimhäuten – Pathogenese und Prävention«.
Osnabrück, 28.02. – 02.03.2006

Skudlik, C. (2006)
Atopie und ihre Bedeutung für berufsbedingte Haut- und Schleimhautmanifestationen. Seminar »Berufskrankheiten an Haut und Schleimhäuten – Pathogenese und Prävention«.
Osnabrück, 28.02. – 02.03.2006

Skudlik, C. (2006)
Allergie an Haut und Schleimhäuten: Allergische Kontaktekzeme. Seminar »Berufskrankheiten an Haut und Schleimhäuten – Pathogenese und Prävention«.
Osnabrück, 06. – 08.03.2006

Skudlik, C. (2006)
Atopie und ihre Bedeutung für berufsbedingte Haut- und Schleimhautmanifestationen. Seminar »Berufskrankheiten an Haut und Schleimhäuten – Pathogenese und Prävention«.
Osnabrück, 06. – 08.03.2006

Skudlik, C. (2006)
Eine Dekade Erfahrung mit vernetzter tertiärer Prävention von Berufsdermatosen. 1. Berufsdermatologischer Samstag der Klinik für Dermatologie und Allergologie der Ruhr-Universität Bochum.
Bochum, 18.03.2006

Skudlik, C. (2006)
Vernetzte Präventionskonzepte in der Berufsdermatologie. 9. Norddt. Allergie-Roundtable.
Schwerin, 23. – 24.06.2006

Skudlik, C. (2006)
Vernetztes Disease-Management bei Berufsdermatosen. 20. Fortbildungswoche für praktische Dermatologie und Venerologie.
München, 23. – 28.07.2006

Skudlik, C. (2006)
Workshop für Betriebsärzte »Prävention berufsbedingter Hauterkrankungen in Theorie und Praxis«. Berufsgenossenschaft für Gesundheitsdienst und Wohlfahrtspflege.
Dresden, 07. - 08.09.2006

Skudlik, C. (2006)
Interessante berufsdermatologische Kasuistiken. Symposium der DKG, ABD und des IVDK anläßlich des 8th Congress of the European Society of Contact Dermatitis.
Berlin, 13. - 16.09.2006

Skudlik, C. (2006)
Leitlinie der ABD zum Hautarztverfahren. 36. Arbeitssitzung der Deutschen Kontaktallergie-Gruppe.
Berlin, 27. - 28.10.2006

Skudlik, C. (2006)
Berufsbedingte und nichtberufsbedingte Handekzeme. Tagung der Dermatologischen Gesellschaft Mecklenburg-Vorpommern.
Schwerin, 04.11.2006

Skudlik, C., John, S.M. (2006)
Bedeutung ambulanter Interventionsmaßnahmen für Indikation und Erfolg stationärer Heilverfahren in der Berufsdermatologie. 7. Dermatologisches Alpenseminar.
Grainau, 25. - 28.05.2006

Skudlik, C., John, S.M. (2006)
Vernetzung sekundärer und tertiärer Prävention am Beispiel von Berufsdermatosen. 79. Jahrestagung der Norddeutschen Dermatologischen Gesellschaft.
Oldenburg, 08. - 10.09.2006

Wulfhorst, B. (2006)
Innovationsstand und Innovationsbedarf in der Lehrerbildung: Studiengang Kosmetologie an der Universität Osnabrück. 14. Hochschultage Berufliche Bildung.
Bremen, 15. - 17.3.2006

Wulfhorst, B. (2006)
Erziehungs- und gesundheitswissenschaftliche Forschung am Beispiel einer Habilitation. Gastvortrag Fachhochschule Bielefeld, Fachbereich Pflege und Gesundheit.
Bielefeld, 22.06.2006

Wulfhorst, B. (2006)
Sustainability of an interdisciplinary secondary prevention program in hairdressers. 8th Congress of the European Society of Contact Dermatitis.
Berlin, 13. - 16.09.2006

Wulfhorst, B. (2006)
Gesundheitsförderung und Prävention im Betrieb. Ringvorlesung »Gesundheitsförderung in verschiedenen Settings« veranstaltet von der Fakultät für Erziehungswissenschaften der Technischen Universität Dresden in Kooperation mit dem Deutschen Hygienemuseum Dresden und der Akademie für Arbeitssicherheit und Gesundheitsschutz, WS 2006/2007.
Dresden, 01.11.2006

Poster

Mertin, M., Sieverding, M., Wulfhorst, B., John, S.M. (2006)
Gesundheitspädagogische Interventionen in der Dermatologie. Patientenschulungen im Rahmen des stationären Heilverfahrens für Personen mit berufsbedingten Hauterkrankungen. Arbeitstagung des Projekts Zentrum Patientenschulung in Kooperation mit Deutscher Rentenversicherung: Qualität und Qualifikation in der Patientenschulung.
Würzburg, 29. - 30.6.2006

Pullmann, S., Skudlik, C., John, S.M. (2006)
Berufskrankheitenfolge versus Dermatitis artefacta. 9. Tagung der DWFA.
Köln, 24. - 26.11.2006

Wulfhorst, B. (2006)
Langzeiteffektivität von Schulungsprogrammen für Patienten mit berufsbedingten Hauterkrankungen. Arbeitstagung des Projekts Zentrum Patientenschulung in Kooperation mit Deutscher Rentenversicherung: Qualität und Qualifikation in der Patientenschulung.
Würzburg, 29. - 30.6.2006

Abstracts und Zusammenfassungen

John, S.M. (2006)
Compensation for occupational dermatoses - relevant criteria. Contact Dermatitis. 55 (Suppl. 1): 46

John, S.M. (2006)
Das neue Hautatzverfahren - Stand der Dinge. Dermatol Beruf Umwelt. 54: 70 - 71

John, S.M. (2006)
Minderung der Erwerbsfähigkeit - Bewertungskriterien. Dermatol Beruf Umwelt. 54: 132

John, S.M., Skudlik, C. (2006)
A decade's experience with recalcitrant occupational dermatitis. Contact Dermatitis 55 (Suppl. 1): 15

Pullmann, S., Skudlik, C., John, S.M. (2006)
Berufskrankheitenfolge versus Dramatitis artefacta. J Dtsch Dermatol Ges. 4: 1117

Schliemann, S., Bauer, S., John, S.M., Kelterer, D., Schindera, I., Wehrmann, W., Elsner, P. (2006)
Prospective open multicenter study on the efficacy of tropical tacrolimus in the treatment of occupational hand dermatitis. Contact Dermatitis. 55 (Suppl. 1): 55

Skudlik, C., John, S.M. (2006)
Bedeutung ambulanter Interventionsmaßnahmen für Indikation und Erfolg stationärer Heilverfahren in der Berufsdermatologie. Dermatol Beruf Umwelt. 54: 82

Skudlik, C., John, S.M. (2006)
Case-presentations in occupational dermatology. Contact Dermatitis. 55 (Suppl. 1): 25

Wulfhorst, B., Bock, M., John, S. M. (2006)
Sustainability of an interdisciplinary secondary prevention program in hairdressers. Contact Dermatitis. 55: 28 - 29

2007

Monographien

John, S.M., Skudlik, C., Wulfhorst, B. (2007)
Sonnenspaß und Sonnenschutz für Kinder und Jugendliche. München: Bundesverband der Gesetzlichen Unfallkassen

Tertiäre Individual-Prävention (TIP) in der Berufsdermatologie. Untersuchungen zu einem vernetzten stationären und ambulanten interdisziplinären Präventionskonzept. In: John, S. M. (Hrsg.): Studien zur Prävention in Allergologie, Berufs- und Umweltdermatologie, Band 8. Göttingen: V&R unipress

Wulfhorst, B., John S. M. (2007)
Hautkrankheiten und Hautschutz, 3. Auflage. München: Bundesverband der Unfallversicherungsträger der öffentlichen Hand (BAGUV)

Buchbeiträge und Tagungsbeiträge

John, S.M. (2007)
Leitlinien für das neue Hautarztverfahren – Sekundärprävention durch den Betriebsarzt? In: Harwerth, A. (Hrsg.): Arbeitsmedizinische Herbsttagung 2006 des Verbandes Deutscher Betriebs- und Werksärzte (VDBW). Stuttgart: Gentner Verlag, 40; ferner CD-ROM: 227–236

John, S.M., Skudlik, C., Römer, W., Blome, O., Brandenburg, S., Diepgen, T.L., Harwerth, A., Köllner, A., Pohrt, U., Rogosky, E., Schindera, I., Stary, A., Worm, M. (2007)
Hautarztverfahren [K32]. In: Korting, H.C., Callies, R., Reusch, M., Schlaeger, M., Sterry, W. (Hrsg.): Dermatologische Qualitätssicherung. Leitlinien und Empfehlungen. 5. Auflage. Berlin: ABW Wissenschaftsverlag, 957–959

Melnik,. B., Mehlhorn, H. (2007)
Haut und Tiere. In: Plewig, G., Thomas, P. (Hrsg.): Fortschritte der praktischen Dermatologie und Venerologie 2006. Heidelberg: Springer, 242–266

Oppel, E., Schliemann-Willers, S., John, S.M., Drexler, H., Elsner, H. (2007)
Berufsdermatologie. In: Plewig, G., Thomas, H. (Hrsg.): Fortschritte der praktischen Dermatologie und Venerologie 2006, Heidelberg: Springer Medizin, 503–510

Schürer, N.Y., Dickel, H. (2007)
Protection from physical noxae. In: Schliemann, S., Elsner, P. (eds.): Skin Protection. Practical application in the occupational setting. Series: Current Problems in Dermatology, Itin, P. (ed.), Vol 34. Basel: Karger, 98 - 110

Schwanitz, H.J., John, S.M., Brandenburg, S. (2007)
Empfehlungen für die Diagnostik von Berufskrankheiten nach BK 5101. In: Korting, H.C., Callies, R., Reusch, M., Schlaeger, M., Sterry, W. (Hrsg.): Dermatologische Qualitätssicherung. Leitlinien und Empfehlungen. 5. Auflage. Berlin: ABW Wissenschaftsverlag, 634 - 640

Skudlik, C. (2007)
Tertiäre Individualprävention (TIP) in der Berufsdermatologie. Untersuchungen zu einem vernetzten stationären und ambulanten interdisziplinären Präventionskonzept. In: John, S.M. (Hrsg.): Studien zur Prävention in Allergologie, Berufs- und Umweltdermatologie (ABU 8). Göttingen: V&R Unipress

Skudlik, C., John, S.M. (2007)
Berufsdermatosen, Prävention, Hautarztverfahren und Begutachtung. In: Schöfer, H., Baur-Beger, S. (Hrsg.): Lehrbuch Dermatologie als Online-Publikation: www.derma-net-online.de und als Buch, Wiesbaden: BBS Verlag, online abrufbar: http://www.derma-net-online.de/buch/kapitel12/Kap_12.pdf

Skudlik, C., John, S.M. (2007)
Irritativ-provoziertes atopisches Ekzem. In: Fuchs, T., Aberer, W. (Hrsg.): Kontaktekzem. 2. Auflage. München, Deisenhofen: Dustri-Verlag, 201 - 211

Skudlik, C., John, S.M. (2007)
Skin protection in Hairdressers. In: Schliemann, S., Elsner, P. (eds.): Skin Protection. Practical application in the occupational setting. Series: Current Problems in Dermatology, Itin, P. (ed.), Vol 34. Basel: Karger, 133 - 137

Artikel in Zeitschriften

Blome, O., Diepgen, T.L., Elsner, P., John, S.M., Brandenburg, S. (2007)
Erwiderung zu Breit et al. »Begutachtung von Berufskrankheiten der Haut: eine Münchener Stellungnahme zum Bamberger Merkblatt«. J Dtsch Dermatol Ges. 5: 312 - 315

Blome, O., John, S.M. (2007)
Das Hautarztverfahren. Die BG. 1/2007: 27 - 31

Bock, M., Wulfhorst, B., John, S.M. (2007)
Site variations in susceptibility to SLS. Contact Dermatitis. 57: 94 - 96

Gunathilake, R.H., Sirimanna, G.M.P., Schürer, N.Y. (2007)
The pH of commercially available rinse-off products in Sri Lanka and their effect on skin pH. Ceylon Med J. 52: 125 - 129

John SM (2007)
Mit Prävention besser leben (Editorial). J Dtsch Dermatol Ges. 5: 963 - 966

John, S.M., Blome, O., Brandenburg, S., Diepgen, T.L., Elsner, P., Wehrmann, W. (2007)
Zertifizierung: »Berufsdermatologie (ABD)«: Neues Seminar-Curriculum 2006 der Arbeitsgemeinschaft für Berufs- und Umweltdermatologie. [Certificate: occupational dermatology (ABD). New curriculum 2006 of the CME-seminars of the task-force of occupational and environmental dermatology]. J Dtsch Dermatol Ges. 5: 135 - 144

John, S.M., Skudlik. C. (2007)
Berufsdermatosen: Noxen aufspüren - und auf Distanz halten. Der Kassenarzt. 9: 28 - 35

John, S.M., Skudlik, C. (2007)
Neue Versorgungsformen in der Dermatologie: Vernetzte stationär-ambulante Prävention von schweren Berufsdermatosen - Eckpunkte für eine funktionierende integrierte Versorgung in Klinik und Praxis. [New forms of management in dermatology. Integrated in-patient-out-patient prevention of severe occupational dermatoses: cornerstones for an effective integrated management in clinics and practices; PMID: 17203451] Gesundheitswesen. 68(12): 769 - 774

John, S.M., Skudlik, C., Romer, W., Blome, O., Brandenburg, S., Diepgen, T.L., Harwerth, A., Köllner, A., Pohrt, U., Rogosky, E., Schindera, I., Stary, A., Worm, M. (2007)
Recommendation: dermatologist's procedure. Recommendations for quality assurance of the German Society of Dermatology (DDG) and the Task Force on Occupational and Environmental Dermatology (ABD). J Dtsch Dermatol Ges. 5: 1146 - 1148

Langer, K.*, Breuer, K.*, Kapp, A., Werfel, T. (2007)
Staphylococcus aureus derives exotins enhance house dust mite-induced patch test reactions in atopic dermatitis. Exp Dermatol. 16: 124 – 129 (* gemeinsame Erstautorenschaft)

Melnik, B., Jansen, T., Grabbe, S. (2007)
Anabolikamissbrauch und Bodybuilding-Akne: eine unterschätzte gesundheitliche Gefährdung. J Dtsch Dermatol Ges. 5: 110 – 117

Schürer, N.Y., Dickel, H. (2007)
Protection from physical noxae. Curr Probl Dermatol. 34: 98 – 110

Skudlik, C., John, S.M. (2007)
Berufsdermatosen. Noxen aufspüren und auf Distanz halten. ÄK-zertifiziertes Lernmodul CME. Der Kassenarzt. 47(9): 28 – 35

Skudlik, C., John, S.M. (2007)
Prävention in der Berufsdermatologie. Sichere Arbeit. Internationales Fachmagazin für Prävention in der Arbeitswelt. AUVA. Wien. 5: 27 – 33

Skudlik, C., John, S.M. (2007)
Stufenverfahren Haut. Praktische Umsetzung aus dermatologischer Sicht. Trauma Berufskrankh. 9: 296 – 300

Ulrich, S., Skudlik, C., John, S.M. (2007)
Occupational allergic contact dermatitis from monoethanolamine in a dental nurse. Contact Dermatitis. 56: 292 – 299

Zuther, M., Skudlik, C., John, S.M., Damer, K., Wulfhorst, B. (2007)
Schutzhandschuhe für den Gesundheits-, Beauty- und Reinigungssektor bei bestehender Sensibilisierung gegenüber Thiuramen und Dithiocarbamaten. Dermatol Beruf Umwelt. 55: 151 – 158

Vorträge

Allmers, H. (2007)
Trends of Medical Glove Usage in Europe. Malaysian Rubber Export Promotion Council Seminar: »Glove Mission to China «.
Shanghai (China), 06. 04. 2007

Allmers, H. (2007)
Trends of Medical Glove Usage in Europe. Malaysian Rubber Export Promotion Council Seminar: »Glove Mission to China «.
Peking (China), 09.04.2007

Allmers, H. (2007)
Latex-Erkrankungen aktueller Stand. 124. Kongress der Deutschen Gesellschaft für Chirurgie.
München, 01. - 04.05.2007

Allmers, H. (2007)
Allergie auf Latex und Friseurstoffe. 2. Allergologietag. Fachkrankenhaus Coswig.
Coswig, 02.06.2007

Allmers, H. (2007)
Erfolgreiche Prävention von Atemwegserkrankungen am Beispiel der Naturlatexallergie. 14. Erfurter Tage. Prävention von arbeitsbedingten Gesundheitsgefahren und Erkrankungen.
Erfurt, 06. - 09.12.2007

Bock, M. (2007)
Effekte semipermeabler Handschuhmembranen auf die Barriereregeneration. 9. Tagung der Arbeitsgemeinschaft Berufs- und Umweltdermatologie.
Berlin, 12.10.2007

Breuer, K. (2007)
Konzepte zur Behandlung von Hauterkrankungen. 22. Erfahrungsaustausch der Leistungsprüfer der Krankenversicherungen der GenRe.
Köln, 20.03.2007

Breuer, K. (2007)
Qualitätssicherung in der dermatologischen Rehabilitation. 44. Tagung der Deutschen Dermatologischen Gesellschaft.
Dresden, 25. - 28.04.2007

Breuer, K. (2007)
Diagnostisches und therapeutisches Vorgehen bei Verdacht auf Nahrungsmittelallergie beim atopischen Ekzem einschließlich Provokationstests. 44. Tagung der Deutschen Dermatologischen Gesellschaft.
Dresden, 25. - 28.04.2007

Breuer, K. (2007)
Nahrungsmittelallergie – über- oder unterschätzte Gefahr? Antrittsvorlesung Medizinische Hochschule Hannover.
Hannover, 16.06.2007

Breuer, K. (2007)
Modernes Management von Berufsdermatosen. 1. Hamburger Dermatologenabend im Berufsgenossenschaftlichen Unfallkrankenhaus Hamburg.
Hamburg, 20.06.2007

Breuer, K. (2007)
Modernes Management von Berufsdermatosen. Tagung des Verbandes Deutscher Sicherheitsingenieure im Berufsgenossenschaftlichen Unfallkrankenhaus Hamburg.
Hamburg, 13.09.2007

Breuer, K. (2007)
Präventionskampagne und Atopie-Prävention – was ist gesichert? 80. Jahrestagung der Norddeutschen Dermatologischen Gesellschaft.
Schwerin, 14. – 16.09.2007

Breuer, K. (2007)
Stellenwert und Aussagekraft von diagnostischen Verfahren bei der Nahrungsmittelallergie. 9. Tagung der Arbeitsgemeinschaft für Berufs- und Umweltdermatologie.
Berlin, 11. – 13.10.2007

Breuer, K. (2007)
Die Rolle von Infektionen bei der atopischen Dermatitis. 3. Alpenländischer Allergietag.
Innsbruck (Österreich), 20.10.2007

Diepgen, T.L., Skudlik, C. (2007)
Rationales Management von Patienten mit Handekzemen in der Berufsdermatologie. XXXVIII. Walsroder Tagung / 18. Osnabrücker Dermatologie Symposium.
Osnabrück, 01.09.2007

Ebisch, M., Sonntag, A.K., Skudlik, C., John, S.M. (2007)
Berufliche Kausalität eines posttraumatischen Pyoderma gangraenosum: Eine Frage der Erheblichkeit. 9. Tagung der Arbeitsgemeinschaft für Berufs- und Umweltdermatologie (ABD) in Zusammenarbeit mit der Deutschen Kontaktallergie-Gruppe (DKG).
Berlin, 11. - 13. 10. 2007

John, S.M. (2007)
Berufsdermatologie/Hautarztverfahren. Dermatologisches Kolloquium der Hautklinik der Charité (Prof. W. Sterry).
Berlin, 24. 01. 2007

John, S.M. (2007)
Praecancerosen der Haut und Prävention. Medizinische Gesellschaft zu Osnabrück (PD Dr. D. Blumenberg).
Osnabrück, 07. 03. 2007

John, S.M. (2007)
Effektive dermatologische Frühintervention ohne Budget-Restriktion: Aktueller Stand des optimierten Hautarztverfahrens. 44. Tagung der DDG.
Dresden, 25. 04. 2007

John, S.M. (2007)
Neue Perspektiven für die Berufsdermatologische Sekundärprävention: Hautarztverfahren und Stufenverfahren Haut. 44. Tagung der DDG.
Dresden, 26. 04. 2007

John, S.M. (2007)
»Grundlagen der Begutachtung«, »Hauttestungen«, »JArbSchG, G24«, »Falldiskussionen«, »Selfassessment«. Ärzteseminar zur Berufsdermatologie (ABD, DGUV). Grundseminar. Dresden, 28. 04. 2007

John, S.M. (2007)
»Hauttestung berufsspezifischer Substanzen«, »Schwere, wiederholt rückfällige Erkrankung, Aufgabezwang, MdE-Einschätzung, Nachbegutachtung, wesentliche Änderung, GefStoffV v. 1. 1. 2005«, »Falldiskussionen«, »Selfassessment«. Ärzteseminar zur Berufsdermatologie (ABD, DGUV). Aufbauseminar.
Dresden, 29. 04. 2007

John, S.M. (2007)
»Schwere, wiederholt rückfällige Erkrankung, Aufgabezwang, MdE-Einschätzung, Nachbegutachtung, wesentliche Änderung«, »Streitgegensäande in SG-Verfahren«, »BK 5102/5103«, »BSG-Urteil v. 9.12.2003«, »Falldiskussionen«, »Selfassessment«. Ärzteseminar zur Berufsdermatologie (ABD, DGUV). Spezialseminar.
Dresden, 30.04.2007

John, S.M., Wulfhorst, B., Allmers, H., Skudlik, C. (2007)
Multidisciplinary management of severe occupational skin disease. International Symposium: Risk for health care workers: prevention challenges.
Athen (Griechenland), 04. - 06.06.2007

John, S.M. (2007)
Treatment strategies in the secondary prevention of occupational dermatoses: Considering the epidermal barrier. 2nd Congress on Work-related Allergies (WOREAL) and 6th Interntl. Symposium on Irritant Contact Dermatitis (ISICD).
Weimar, 13. - 17.06.2007

John, S.M. (2007)
A multi-step approach to practical prevention of occupational hand eczema. 2nd Congress on Work-related Allergies (WOREAL) and 6th Interntl. Sympsoium on Irritant Contact Dermatitis (ISICD).
Weimar, 13. - 17.06.2007

John, S.M. (2007)
»Diagnostik und Therapie mit allen geeigneten Mitteln. Casemanagement in der Berufsdermatologie«, »Falldiskussion«, »Selfassessment«. 1. Hamburger Dermatologen Abend der Berufsgenossenschaft für Gesundheitsdienst und Wohlfahrtspflege (BGW).
Hamburg, 20.06.2007

John, S.M. (2007)
Berufsdermatologie und Präventionskampagne Haut 2007–2008. Qualitätszirkel Prof. U. Mrowietz.
Kiel, 23.06.2007

John, S.M. (2007)
Nutzen Sie das Budget-freie Diagnostizieren und Therapieren im Hautarztverfahren? 80. Jahrestagung der Norddeutschen Dermatologischen Gesellschaft.
Schwerin, 14. - 16.09.2007

John, S.M. (2007)
Bundesweite Reha-Studie mit regionalen Schwerpunkten: Konkrete Individualprävention im Bereich von DGUV und BLB. 9. Tagung der Arbeitsgemeinschaft für Berufs- und Umweltdermatologie (ABD) in der DDG.
Berlin, 11. - 13.10.2007

John, S.M., Skudlik, C. (2007)
Bewähren sich das neue Hautarztverfahren und das Stufenverfahren Haut? Kombinierte Evaluation der beiden komplementären Säulen der Frühintervention bei Berufsdermatosen. 9. Tagung der Arbeitsgemeinschaft für Berufs- und Umweltdermatologie (ABD) in Zusammenarbeit mit der Deutschen Kontaktallergie-Gruppe (DKG).
Berlin, 11. - 13.10.2007

John, S.M. (2007)
»Grundlagen der Begutachtung«, »Hauttestungen«, »JArbSchG, G24«, »Falldiskussionen«, »Selfassessment«. Ärzteseminar zur Berufsdermatologie (ABD, DGUV). Grundseminar.
Berlin, 14.10.2007

John, S.M. (2007)
»Schwere, wiederholt rückfällige Erkrankung, Aufgabezwang, MdE-Einschätzung, Nachbegutachtung, wesentliche Änderung«, »Streitgegenstände in SG-Verfahren«, »BK 5102/5103«, »BSG-Urteil v. 9.12.2003«, »Falldiskussionen«, »Selfassessment«. Ärzteseminar zur Berufsdermatologie (ABD, DGUV). Spezialseminar.
Hamburg, 21.10.2007

John, S.M. (2007)
»Berufsdermatologie 2007: Aktuelle Entwicklung aus der Berufsdermatologie/Qualitätssicherung«, »BK 5102/5103«, »Falldiskussionen«, »Selfassessment«. Ärzteseminar zur Berufsdermatologie (ABD, DGUV). Qualitätszirkel.
Hamburg, 27.10.2007

John, S.M. (2007)
How to deal with occupational contact dermatitis: a multi-step approach. Symposium of the Internatl. Contact Dermatitis Society (ICDS) and Symposium of the Asia-Pacific Environmental and Occuopational Dermatitis (APEODS).
Gold Coast, Queensland (Australien), 27. - 30.10.2007

John, S.M. (2007)
»Diagnostik und Therapie mit allen geeigneten Mitteln. Casemanagement in der Berufsdermatologie«, »Falldiskussion«, »Selfassessment«. 1. Bochumer Dermatologen Abend der Berufsgenossenschaft für Gesundheitsdienst und Wohlfahrtspflege (BGW).
Bochum, 14.11.2007

John, S.M. (2007)
»Berufsdermatologie 2007: Aktuelle Entwicklung aus der Berufsdermatologie/ Qualitätssicherung«, »BK 5102/5103«, »Falldiskussionen«, »Selfassessment«. Ärzteseminar zur Berufsdermatologie (ABD, DGUV); Qualitätszirkel.
Heidelberg, 17.11.2007

John, S.M. (2007)
Prävention von Hauterkrankungen - Ein Beitrag zur Steigerung der Wettbewerbsfähigkeit im Zeitalter der Globalisierung. Jahrestagung des Berufsgenossenschaftlichen Arbeitsmedizinischen Dienstes (BAD).
Mainz, 23.11.2007

Mazzega, C., Skudlik, C., John, S.M. (2007)
Außergewöhnlich hohe MdE bei Typ-IV-Allergie gegenüber Kolophonium, Abietinsäure und Terpentin - ein Fallbericht. 9. Tagung der Arbeitsgemeinschaft für Berufs- und Umweltdermatologie (ABD) in Zusammenarbeit mit der Deutschen Kontaktallergie-Gruppe (DKG).
Berlin, 11. - 13.10.2007

Mertin, M., Wulfhorst, B., John, S.M. (2007)
Entwicklung und Validierung eines Berufsdermatosen-Wissenstests. Arbeitstagung Gesundheitspädagogik. Universität Osnabrück.
Osnabrück, 14.07.2007

Mertin, M., Wulfhorst, B., John, S.M. (2007)
Entwicklung und Validierung eines Berufsdermatosen-Wissenstests. 9. Tagung der Arbeitsgemeinschaft für Berufs- und Umweltdermatologie (ABD) in Zusammenarbeit mit der Deutschen Kontaktallergie-Gruppe (DKG).
Berlin, 11. - 13.10.2007

Meyer, E., Skudlik, C., John, S.M. (2007)
Artefakte statt Berufsdermatose. 9. Tagung der Arbeitsgemeinschaft für Berufs- und Umweltdermatologie (ABD) in Zusammenarbeit mit der Deutschen Kontaktallergie-Gruppe (DKG).
Berlin, 11.10.–13.10.2007

Schröder, C.M., Breuer, K., Skudlik, C., John, S.M. (2007)
Tertiäre Individualprävention: Vernetzung von Klinik und Praxis. 80. Jahrestagung der Norddeutschen Dermatologischen Gesellschaft.
Schwerin, 14. – 16.09.2007

Schröder, C.M., Lange, K.J., Breuer, K., Skudlik, C., John, S.M. (2007)
Wenn Hautschutz krank macht: Seltene Allergene in Schutzhandschuhen. 9. Tagung der Arbeitsgemeinschaft für Berufs- und Umweltdermatologie (ABD) in Zusammenarbeit mit der Deutschen Kontaktallergie-Gruppe (DKG).
Berlin, 11. – 13.10.2007

Schürer, N.Y. (2007)
Aknetherapie. DSKB Seminar Dr. August Wolff GmbH.
Bielefeld, 08.02.2007

Schürer, N.Y. (2007)
Importancia del manto ácido para mantener la salud de la piel. Lanzamiento Bayer Schering Pharma.
Mexico City (Mexiko), 28.03.2007

Schürer, N.Y. (2007)
Aknetherapie. DSKB Seminar Dr. August Wolff GmbH.
Bielefeld, 10.05.2007

Schürer, N.Y. (2007)
a) Arbeitsunfall im Aquarium
b) Der saure Hautoberflächen-pH: ein update.
Fortbildungsveranstaltung Universität Düsseldorf
Düsseldorf, 12.05.2007

Schürer, N.Y. (2007)
Reisedermatosen: Gefahren im Wasser. Fortbildungsveranstaltung Universität Gießen.
Gießen, 20.06.2007

Schürer, N.Y. (2007)
Como preservar el manto acido en la piel. Lanzamiento Bayer Schering Pharma.
Guatemala, 04.09.2007

Schürer, N.Y. (2007)
Como preservar el manto acido en la piel. Lanzamiento Bayer Schering Pharma.
El Salvador, 05.09.2007

Schürer, N.Y. (2007)
Como preservar el manto acido en la piel. Lanzamiento Bayer Schering Pharma.
Costa Rica, 06.09.2007

Schürer, N.Y. (2007)
Aknetherapie. DSKB Seminar Dr. August Wolff GmbH.
Bielefeld, 25.10.2007

Sieverding, M., Mertin, M., Wulfhorst, B., John, S.M. (2007)
Gesundheitspädagogische Experimente zur Veranschaulichung der Wirkung von Hautschutzmaßnahmen. 9. Tagung der Arbeitsgemeinschaft für Berufs- und Umweltdermatologie (ABD) in Zusammenarbeit mit der Deutschen Kontaktallergie-Gruppe (DKG).
Berlin, 11. – 13.10.2007

Skudlik, C. (2007)
Auf dem Weg zur integrierten Versorgung: Stand der HVBG Multicenterstudie zur Optimierung des Heilverfahrens. 44. Tagung der Deutschen Dermatologischen Gesellschaft.
Dresden, 25. – 28.04.2007

Skudlik, C. (2007)
Was tun bei schweren Berufsdermatosen? Modell einer integrierten Versorgung in der Berufsdermatologie. 44. Tagung der Deutschen Dermatologischen Gesellschaft.
Dresden, 25. – 28.04.2007

Skudlik, C., Allmers, H., John, S.M. (2007)
Contact allergies in health care professions in Germany – »old« and »new« allergens. International Symposium: Risk for health care workers: prevention challenges.
Athen (Griechenland), 04. – 06.06.2007

Skudlik, C. (2007)
Tertiäre Individual-Prävention (TIP) in der Berufsdermatologie – Untersuchungen zu einem vernetzten stationären und ambulanten interdisziplinären Präventionskonzept. Journal Club der Berufsgenossernschaft für Gesundheitsdienst und Wohlfahrtspflege.
Hamburg, 12.07.2007

Skudlik, C. (2007)
Aktuelles zur Berufsdermatologie. Qualitätszirkel Hautärzte Kreis Soest-HSK.
Werl, 22.08.2007

Skudlik, C. (2007)
Klinik und Testreaktion: Wie hätten Sie entschieden? XXXVIII. Walsroder Tagung / 18. Osnabrücker Dermatologie Symposium.
Osnabrück, 01.09.2007

Skudlik, C. (2007)
Diagnose und Differentialdiagnose berufsbedingter Allergien anhand von Kasuistiken. 80. Jahrestagung der Norddeutschen Dermatologischen Gesellschaft.
Schwerin, 14. – 16.09.2007

Skudlik, C. (2007)
Management von Berufsdermatosen. 80. Jahrestagung der Norddeutschen Dermatologischen Gesellschaft.
Schwerin, 14. – 16.09.2007

Skudlik, C. (2007)
Diagnostik und Therapie »mit allen geeigneten Mitteln«: Case-Management in der Berufsdermatologie. 1. Münchner Dermatologenabend der BGW.
München, 26.09.2007

Skudlik, C. (2007)
Haut und Sport – Tipps zum Schutz der wichtigsten 2m^2 Deines Lebens. Lauf-Forum.
Köln, 06.10.2007

Skudlik, C. (2007)
Workshop für Betriebsärzte »Prävention berufsbedingter Hauterkrankungen in Theorie und Praxis«. Berufsgenossenschaft für Gesundheitsdienst und Wohlfahrtspflege.
Dresden, 08. – 09.10.2007

Skudlik, C. (2007)
Die wichtigsten 2 m^2 deines Lebens: Haut, Hautgefährdungen, medizinische Maßnahmen. Seminar für Fachkräfte für Arbeitssicherheit. BG Bahnen.
Hamm, 10.10.2007

Skudlik, C. (2007)
Neue Präventionsstrukturen in der Berufsdermatologie – Paradigma für eine effiziente integrierte Versorgung bei chronischen Erkrankungen. 9. Tagung der Arbeitsgemeinschaft für Berufs- und Umweltdermatologie (ABD) in Zusammenarbeit mit der Deutschen Kontaktallergie-Gruppe (DKG).
Berlin, 11. – 13.10.2007

Skudlik, C. (2007)
Atopie und ihre Bedeutung für berufsbedingte Haut- und Schleimhautmanifestationen. Seminar »Berufskrankheiten an Haut und Schleimhäuten – Pathogenese und Prävention«.
Osnabrück, 17. – 19.10.2007

Skudlik, C. (2007)
Allergie an Haut und Schleimhäuten: Allergische Kontaktekzeme. Seminar »Berufskrankheiten an Haut und Schleimhäuten – Pathogenese und Prävention«.
Osnabrück, 17. – 19.10.2007

Skudlik, C. (2007)
Dermatologische Problemfälle in der betriebsärztlichen Praxis. Regionalforum Arbeitsmedizin, Stuttgart, 09.11.–10.11.2007

Skudlik, C. (2007)
Hautkrank im Beruf – Was kann man tun? Tag der Gesundheit.
Dissen, 15.11.2007

Skudlik, C., John, S.M. (2007)
Vernetzte Präventionskonzepte am Beispiel der häufigsten gemeldeten Berufskrankheit. 1. Jahrestagung der Gesellschaft für Hygiene, Umweltmedizin und Präventivmedizin.
Bielefeld, 22. – 24.11.2007

Skudlik, C. (2007)
Management von Berufsdermatosen. 10. Tagung der DWFA.
Köln, 23. – 25.11.2007

Skudlik, C., Schröder, C. (2007)
Best Practice. 1. Münchner Dermatologenabend der BGW.
München, 26.09.2007

Sonntag, A.K., Skudlik, C., John, S.M. (2006)
Hartnäckiger gramnegativer Fußinfekt – eine (mittelbare) Berufsdermatose? 9. Tagung der Arbeitsgemeinschaft für Berufs- und Umweltdermatologie (ABD) in Zusammenarbeit mit der Deutschen Kontaktallergie-Gruppe (DKG).
Berlin, 11. – 13.10.2007

Ulrich, S., Skudlik, C., John, S.M. (2007)
Berufsbedingtes aerogenes allergisches Kontaktekzem durch Eugenol und Methylmethacrylat bei einer Zahnarzthelferin. 2. Berufsdermatologischer Samstag.
Bochum, 03.03.2007

Voß, H. (2007)
Allgemeine Maßnahmen zum Hautschutz/Das Hautarztverfahren aus Sicht des Dermatologen. Hautklinikum Oldenburg i. R. der Präventionskampagne Haut.
Oldenburg, 22.06.2007

Wetzky, U., Bock, M., John, S.M. (2007)
Effekte einer repetitiven Handschuh-Okklusion auf die epidermale Barriere. 9. Tagung der Arbeitsgemeinschaft für Berufs- und Umweltdermatologie (ABD) in Zusammenarbeit mit der Deutschen Kontaktallergie-Gruppe (DKG).
Berlin, 11. – 13.10.2007

Wiedl, K., Wulfhorst, B., John, S.M. (2007)
Gesundheitspsychologische Aspekte des stationären Rehabilitationsverfahrens für Personen mit berufsbedingten Hauterkrankungen in Osnabrück. 9. Tagung der Arbeitsgemeinschaft für Berufs- und Umweltdermatologie (ABD) in Zusammenarbeit mit der Deutschen Kontaktallergie-Gruppe (DKG).
Berlin, 11. – 13.10.2007

Wulfhorst, B. (2007)
Einsatz hautphysiologischer Messgeräte im Rahmen der Hautkampagne. Berufsgenossenschaftliches Institut für Arbeitsmedizin – BGFA.
Bochum, 25.01.2007

Wulfhorst, B. (2007)
Hautschutz - gewußt wie. 80. Jahrestagung Norddeutsche Dermatologische Gesellschaft, Schwerin.
Schwerin, 14. - 16.09.2007

Wulfhorst, B. (2007)
Qualtitätsstandards für Patientenschulungsprogramme in der Berufsdermatologie. 9. Tagung der Arbeitsgemeinschaft für Berufs- und Umweltdermatologie (ABD) in Zusammenarbeit mit der Deutschen Kontaktallergie-Gruppe (DKG).
Berlin, 11. - 13.10.2007

Wulfhorst, B. (2007)
Konzepte und Effekte gesundheitspädagogischer Interventionen am Beispiel berufsbedingter Hautkrankheiten. 1. Jahrestagung GHUP - Gesellschaft für Hygiene und Umweltmedizin und Präventivmedizin und 10. Jahrestagung des lögd NRW für den Öffentlichen Gesundheitsdienst.
Bielefeld, 22. - 24.11.2007

Wulfhorst B (2007)
Warum Gesundheitspädagogik? Konzeption, Implementierung und Evaluation gesundheitspädagogischer Maßnahmen. Gastvortrag Kontaktstudium Gesundheitspädagogik, Akademie für wissenschaftliche Weiterbildung e.V./ Universität Freiburg.
Freiburg, 24.11.2007

Poster

Schröder, C.M., Breuer, K., Skudlik, C., John, S.M. (2007)
Tertiary individual Prevention (TIP): Integrated in-patient-out-patient prevention of severe occupational dermatoses. 14. Erfurter Tage.
Erfurt, 06. - 09.12.2007

Schröder, C.M., Lange, K.J., Breuer, K., Skudlik, C., John, S.M. (2007)
Wenn Hautschutz krank macht: Seltene Allergene in Schutzhandschuhen. 2. Gemeinsamer Deutscher Allergiekongress 2007.
Lübeck, 26. - 29.09.2007

Schulz, P., Meyer, E., Skudlik, C., John, S.M. (2007)
Acrylatallergie bei einer Nageldesignerin. 10. Tagung der DWFA.
Köln, 23. - 25.11.2007

Zuther, M., Skudlik, C., John, S.M., Damer, K., Wulfhorst, B. (2007)
Die Bedeutungvon Sensibilisierungen gegenüber Vulkanisationsbeschleunigern in Schutzhandschuhen für den Gesundheits-, Beauty- und Reinigungssektor. 9. Tagung der Arbeitsgemeinschaft für Berufs- und Umweltdermatologie (ABD) in Zusammenarbeit mit der Deutschen Kontaktallergie-Gruppe (DKG).
Berlin, 11. - 13.10.2007

Abstracts

Allmers, H., Schmengler, J., Nickau, L., Skudlik, C., John, S.M. (2007)
Costs of Occupational Allergies to Natural Rubber Latex in the Privately Run German Health Care System. Dermatol Beruf Umwelt. 55/2: 77

Bock, M., Dahmer, K., Pohrt, U., Wulfhorst, B., John, S.M. (2007)
Effekte semipermeabler Handschuhmembranen auf die Barriereregeneration. Dermatol Beruf Umwelt. 55/3: 136

Breuer, K. (2007)
Präventionskampagne und Atopie-Prävention - was ist gesichert? J Dtsch Dermatol Ges. 5: 829

Breuer, K. (2007)
Stellenwert und Aussagekraft von diagnostischen Verfahren bei der Nahrungsmittelallergie. Dermatol Beruf Umwelt. 55/3: 126

Breuer, K. (2007)
Update topische Calcineurininhibitoren. Allergo J. 17: 41 – 42

Breuer, K., John, S.M. (2007)
Qualitätssicherung in der dermatologischen Rehabilitation. J Dtsch Dermatol Ges. 5 (Suppl. 2): AKS01/05

Breuer, K., John, S.M., Wulfhorst, B., Allmers, H. (2007)
Schulungskonzepte für Jugendliche in der Berufsdermatologie. Prävention und Rehabilitation. 20/1: 16 – 17

Breuer, K., Ottens, S., Kapp, A., Werfel, T. (2007)
Diagnostisches und therapeutisches Vorgehen bei Verdacht auf Nahrungsmittelallergie beim atopischen Ekzem einschließlich Provokationstests. J Dtsch Dermatol Ges. 5 (Suppl. 2): 104

Damer, K., Frosch, P.J., Wulfhorst, B., John, S.M. (2007)
Ambulante Individualprävention für Versicherte der Maschinenbau- und Metall-Berufsgenossenschaft. Dermatol Beruf Umwelt. 55/3: 147

Ebisch, M., Sonntag, A.K., Skudlik, C., John, S.M. (2007)
Berufliche Kausalität eines posttraumatischen Pyoderma gangraenosums: Eine Frage der Erheblichkeit. Dermatol Beruf Umwelt. 55/3: 141

Elsner, P., Bauer, A., John, S.M., Kelterer, D., Schindera, I., Wehrmann, W., Schliemann, S. (2007)
Topische Behandlung von Berufsekzemen mit Tacrolimus. Dermatol Beruf Umwelt. 55/3: 145

Elsner, P., Bauer, A., John, S.M., Kelterer, D., Schindera, I., Wehrmann, W., Schliemann, S. (2007)
Treatment of Hand Dermatitis with Tacrolimus Ointment. Dermatol Beruf Umwelt. 55/2: 74

Fartasch, M., Diepgen, T.L., Drexler, H., Elsner, P., Fluhr, J., John, S.M. (2007)
Die neue Hautmittelleitlinie der ABD: Stand der Anwendung und des Wirksamkeitsnachweises. Dermatol Beruf Umwelt. 55/3: 125

Fartasch, M., Drexler, H., Diepgen, T.L., John, S.M., Brandenburg, S. (2007)
Die »Stumme Sensibilisierung« (Bamberger Merkblatt, Teil 1). Dermatol Beruf Umwelt. 55/3: 119

John, S.M. (2007)
A Multi-step Approach to Practical Prevention of Occupational Hand Eczema. Dermatol Beruf Umwelt. 55/2: 74

John, S.M. (2007)
Effektive dermatologische Frühintervention ohne Budget-Restriktion: Aktueller Stand des optimierten Hautarztverfahrens. J Dtsch Dermatol Ges. 5 (Suppl. 2): AKS10/05

John, S.M. (2007)
Neue Perspektiven für die Berufsdermatologische Sekundärprävention: Hautarztverfahren und Stufenverfahren Haut. J Dtsch Dermatol Ges. 5 (Suppl. 2): WS05/06

John, S.M. (2007)
Nutzen Sie budgetfreies Diagnostizieren und Therapieren im Hautarztverfahren? J Dtsch Dermatol Ges. 5 (Suppl. 9): 829

John, S.M., Skudlik, C. (2007)
Bewähren sich das neue Hautarztverfahren und das Stufenverfahren Haut? Kombinierte Evalutation der beiden komplementären Säulen der Frühintervention bei Berufsdermatosen. Dermatol Beruf Umwelt. 55/3: 130

John, S.M., Skudlik, C., Bock, M. (2007)
Treatment strategies in the secondary prevention of occupational dermatoses: Considering the epidermal barrier. Dermatol Beruf Umwelt. 55/2: 74

John, S.M., Skudlik, C., Elsner, P., Schönfeld, M., Scheidt, R., Weisshaar, E., Diepgen, T.L. (2007)
Bundesweite Reha-Studie mit regionalen Schwerpunkten: Konkrete Individualprävention im Bereich von DGUV und BLB. Dermatol Beruf Umwelt. 55/3: 123

Langer, K., Weiss, J., Breuer, K., Uter, W., Kapp, A., Werfel, T. (2007)
Production of staphylococcal alpha-toxin is associated with a higher rate sensitation towards inhalative allergens. Allergy. 62. Suppl. 83

Mazzega, C., Skudlik, C., John, S.M. (2007)
Außergewöhnlich hohe MdE bei Typ-IV-Allergien gegenüber Kolophonium, Abietinsäure und Terpentin -ein Fallbericht. Dermatol Beruf Umwelt. 55/3: 143

Mertin, M., Wulfhorst, B., John, S.M. (2007)
Entwicklung und Validierung eines Berufsdermatosen-Wissenstests. Dermatol Beruf Umwelt. 55/3: 131

Meyer, E., Skudlik, C., John, S.M. (2007)
Artefakte statt Berufsdermatose. Dermatol Beruf Umwelt. 55/3: 134

Skudlik, C., John, S.M. (2007)
Was tun bei schweren Berufsdermatosen? Modell einer integrierten Versorgung in der Berufsdermatologie. J Dtsch Dermatol Ges. 5 (Suppl. 2): AKS10/06

Ottens, S., Breuer, K., Alter, M., Kapp, A., Werfel, T. (2007)
More than 50% of positive challenges with foods are associated with late eczematous reactions in atopic dermatitis. In: Holgate, S., Marone, G., Ring, J.(Eds.): Cellular and Molecular Targets in Allergy and Clinical Immunology. Proceedings of the 26th Symposium of the Collegium Internationale Allergologicum. Allergy Clin Immunol Int: J World Allergy Org 2007. (Suppl. 2): 118–120

Ottens, S., Breuer, K., Alter, M., Kapp, A., Werfel, T. (2007)
Therapeutische Diäten und Karenzverhalten von Patienten mit Nahrungsmittelallergie und atopischer Dermatitis. Proceedings of the German Nutrition Society 2007. 44. Wissensch. Kongress, Vol. 10

Schröder, C.M., Breuer, K., Skudlik, C., John, S.M. (2007)
Tertiäre Individualprävention: Vernetzung von Klinik und Praxis. J Dtsch Dermatol Ges. 5 (Suppl. 9): 829

Schröder, C.M., Lange, K.J., Breuer, K., Skudlik, C., John, S.M. (2007)
Wenn Hautschutz krank macht: Seltene Allergene in Schutzhandschuhen. Dermatol Beruf Umwelt. 55/3: 138

Schröder, C.M., Lange, K.J., Breuer, K., Skudlik, C., John, S.M. (2007)
Wenn Hautschutz krank macht: Seltene Allergene in Schutzhandschuhen. 2. Gemeinsamer Deutscher Allergiekongress 2007, Lübeck. Allergo J Sonderheft. 1: 60

Schulz, P., Meyer, E., Skudlik, C., John, S.M. (2007)
Acrylatallergie bei einer Nageldesignerin. J Dtsch Dermatol Ges. 5: 1081

Sieverding, M., Mertin, M., Wulfhorst, B., John, S.M. (2007)
Gesundheitspädagogische Experimente zur Veranschaulichung der Wirkung von Hautschutzmaßnahmen. Dermatol Beruf Umwelt. 55/3: 146

Skudlik, C., John, S.M., Elsner, P., Weisshaar, E., Scheidt, R., Schliemann, S., Diepgen, T.L. (2007)
Auf dem Weg zur integrierten Versorgung: Stand der HVBG-Multicenter-Studie zur Optimierung des Heilverfahrens. J Dtsch Dermatol Ges. 5 (Suppl. 2): WS 05/07

Sonntag, A.K., Skudlik, C., John, S.M. (2007)
Hartnäckiger gramnegativer Fußinfekt - eine (mittelbare) Berufsdermatose? Dermatol Beruf Umwelt. 55/3: 142

Wetzky, U., Bock, U., John, S.M. (2007)
Effekte einer repetitiven Handschuh-Okklusion auf die epidermale Barriere. Dermatol Beruf Umwelt. 55/3: 137

Wiedl, K., Wulfhorst, B., John, S.M. (2007)
Gesundheitspsychologische Aspekte des stationären Rehabilitationsverfahrens für Personen mit berufsbedingten Hauterkrankungen in Osnabrück. Dermatol Beruf Umwelt. 55/3: 148

Wulfhorst, B. (2007)
Konzepte und Effekte gesundheitspädagogischer Interventionen am Beispiel berufsbedingter Hauterkrankungen. Umweltmedizin in Forschung und Praxis. 12: 289 - 290

Wulfhorst, B., John, S.M. (2007)
Qualitätsstandards für Patientenschulungsprogramme in der Berufsdermatologie. Dermatol Beruf Umwelt. 55/3: 145

Zuther, M., Skudlik, C., John, S.M., Damer, K., Wulfhorst, B. (2007)
Die Bedeutung von Sensibilisierungen gegenüber Vulkanisationsbeschleunigern in Schutzhandschuhen für den Gesundheits-, Beauty- und Reinigungssektor. Dermatol Beruf Umwelt. 55/3: 148

2008

Monographien

Khrenova, L. (2008)
Pathophysiologie und Immunologie der Hautreagibilität gegenüber NaOH. Osnabrück, Univ., Diss.

Uhlig, Sonja (2008)
Irritabilität und Regeneration der epidermalen Permeabilitätsbarriere in Abhängigkeit vom weiblichen Zyklus und dem psychischen Wohlbefinden. Osnabrück, Univ., Diss. (http://elib.ub.uni-osnabrueck.de/publications/diss/E-Diss790_thesis.pdf)

Buchbeiträge

Bals, T., Wulfhorst, B. (2008)
Gesundheitsförderung als Beruf. In: Bals, T., Hanses, A., Melzer, W. (Hrsg.): Gesundheitsförderung in pädagogischen Settings. Weinheim: Juventa, 113 - 134

Braumann, A. (2008)
Pflegeklassifikationssysteme. In: Pflege lernen. Band 1. Westermann, 293 - 307

Elsner, J., Nürnberg, W., Wehrmann, J., Eisenmann, A., Breuer, K., Buhles, N. (2008)
Stationäre dermatologische Rehabilitation. Leitlinien/Empfehlungen zur Qualitätssicherung der Deutschen Dermatologischen Gesellschaft 2008. http://awmf.org/qs/qs_list.htm, gültig bis 2010

John, S.M., Wehrmann, W. (2008)
Hautfunktionstests. In: Fritze, J., Mehrhoff, F. (Hrsg.): Die ärztliche Begutachtung. Rechtsfragen, Funktionsprüfungen, Beurteilungen. 7. Auflage. Heidelberg: Steinkopff Verlag, 179 - 183

John, S.M., Wehrmann, W. (2008)
Hautkrankheiten. In: Fritze, J., Mehrhoff, F. (Hrsg.): Die ärztliche Begutachtung. Rechtsfragen, Funktionsprüfungen, Beurteilungen. 7. Auflage. Heidelberg: Steinkopff Verlag, 453 - 477

Schürer, N.Y., Billmann-Krutmann, C. (2008)
Konservative Maßnahmen: Chemisches Peeling. In: Krutmann, J., Diepgen, T.L., Billmann-Krutmann, C. (Hrsg): Hautalterung. Berlin, Heidelberg, New York, Tokyo: Springer Verlag, 61 - 74

Schürer, N.Y., Billmann-Krutmann, C. (2008)
Füllmaterialien. In: Krutmann, J., Diepgen, T.L., Billmann-Krutmann, C. (Hrsg): Hautalterung. Berlin, Heidelberg, New York, Tokyo: Springer Verlag, 133 - 147

Schürer, N.Y., Wiest, L. (2008)
Hautverjüngung: Ethnische Besonderheiten. In: Krutmann, J., Diepgen, T.L., Billmann-Krutmann, C. (Hrsg): Hautalterung. Berlin, Heidelberg, New York, Tokyo: Springer Verlag, 179 - 185

Skudlik, C., Breuer, K., John, S.M. (2008)
Atopie: Bewertung bei der (Nach-)Begutachtung. In: Tagungsband VII. Potsdamer BK-Tage 2008. Deutsche Gesetliche Unfallversicherung, Landesverband Nordost, online abrufbar: http://www.potsdamer-bk-tage.de/inhalt/tagungsband/VII_PBKT_2008/Skudlik_0.pdf

Wehrmann, W., John, S.M. (2008)
Allergietests. In: Fritze, J., Mehrhoff, F. (Hrsg.): Die ärztliche Begutachtung. Rechtsfragen, Funktionsprüfungen, Beurteilungen. 7. Auflage. Heidelberg: Steinkopff Verlag, 169 – 178

Wehrmann, W., John, S.M. (2008)
Versicherungsrechtliche Aspekte beruflich bedingter Hautkrankheiten. In: Fuchs et al. (Hrsg.): Manuale allergologicum. 3. Auflage. München, Deisenhofen: Dustri-Verlag (im Druck)

Wulfhorst, B. (2008)
Gesundheitsförderung und Prävention im Betrieb. In: Bals, T., Hanses, A., Melzer, W. (Hrsg.): Gesundheitsförderung in pädagogischen Settings. Weinheim: Juventa-Verlag, 81 – 98

Artikel in Zeitschriften

Allmers, H., Schmengler, J., Nickau, L., Skudlik, C., John, S.M. (2008)
Latexerkrankungen. Aktueller Stand. Trauma Berufskrankh. 10 (Suppl. 1): 72 – 74

Becker, D., Dickel, H., Geier, J., John, S.M., Lessmann, H., Mahler, V., Rogosky, E., Skudlik, C., Wagner, E., Weisshaar, E., Diepgen, T.L. (2008)
MdE-Bewertung für Quecksilber(II)-amidchlorid. Dermatol Beruf Umwelt. 56: 63 – 65

Breuer, K., John, S.M., Wulfhorst, B., Allmers, H. (2008)
Schulungskonzepte für Jugendliche in der Berufsdermatologie. Prävention und Rehabilitation. 20: 16 – 18

Busch, M., Schröder, C.M., Baron, J.M., Ott, H., Bruckner, T., Diepgen, T.L., Mahler, V. (2008)
Novel glove-derived proteins induce allergen-specific IgE in a mouse model. J Invest Dermatol. 128(4): 890 – 896

Diepgen, T.L., Bernhard-Klimt, C., Blome, O., Brandenburg, S., Dienstbach, D., Drexler, H., Elsner, P., Fartasch, M., Frank, K.H., John, S.M., Kleesz, P., Köllner, A., Otten, H., Pappai, W., Römer, W., Rogosky, E., Sacher, J., Skudlik, C., Zagrodnik, F. (2008)
Bamberger Merkblatt: Begutachtungsempfehlungen für die Begutachtung von Haut- und Hautkrebserkrankungen. Teil I: Hauterkrankungen. Dermatol Beruf Umwelt. 56: 132 - 150

Diepgen, T.L., Dickel, H., Becker, D., John, S.M., Geier, J., Mahler, V., Rogosky, E., Schmidt, A., Skudlik, C., Wagner, E., Weisshaar, E. (2008)
Beurteilung der Auswirkung von Allergien bei der Minderung der Erwerbsfähigkeit im Rahmen der BK 5101: Thiurame, Mercaptobenzothiazole, Dithiocarbamate, N-Isopropyl-N-phenyl-p-phenylendiamin. Dermatol Beruf Umwelt. 56: 11 - 24

Dulon, M., Kromark, K., Skudlik, C., Nienhaus, A. (2008)
Prevalence of skin and back diseases in geriatric care nurses. Int Arch Occup Environ Health. 81: 983 - 992

Dulon, M., Skudlik, C., Nübling, M., John, S.M., Nienhaus, A. (2008)
Validity and responsiveness of the Osnabrueck hand eczema severity index (OHSI). A methological study. Br J Dermatol (im Druck)

Fartasch, M., Drexler, H., Diepgen, T.L., John, S.M., Brandenburg, S. (2008)
Die stumme Sensibilisierung in der Begutachtung - Wie könnte damit umgegangen werden? J Dtsch Dermatol Ges. 6: 34 - 39

Geier, J., Lessmann, H., Becker, D., Dickel, H., John, S.M., Mahler, V., Rogosky, E., Skudlik, C., Wagner, E., Weisshaar, E., Diepgen, T.L. für die Arbeitsgruppe »Bewertung der Allergene bei BK 5101« der Arbeitsgemeinschaft für Berufs- und Umweltdermatologie in der Deutschen Dermatologischen Gesellschaft (2008)
Zur Bewertung der Auswirkungen berufsbedingter Allergien beim Vorliegen mehrerer, in ihrer Auswirkung als »geringgradig« eingestufter Allergene. Dermatol Beruf Umwelt. 56: 120 - 121

Geier, J., Lessmann, H., Becker, D., Dickel, H., John, S.M., Mahler, V., Rogosky, E., Skudlik, C., Wagner, E., Weisshaar, E., Diepgen, T.L. für die Arbeitsgruppe »Bewertung der Allergene bei BK 5101« der Arbeitsgemeinschaft für Berufs- und Umweltdermatologie in der Deutschen Dermatologischen Gesellschaft (2008)
Auswirkungen einer berufsbedingten Sensibilisierung gegen Perubalsam bei der BK 5101. Dermatol Beruf Umwelt. 56: 158 - 159

Geier, J., Lessmann, H., Skudlik, C., John, S.M., Becker, D., Dickel, H., Mahler, V., Rogosky, E., Wagner, E., Weisshaar, E., Diepgen, T.L. für die Arbeitsgruppe »Bewertung der Allergene bei BK 5101« der Arbeitsgemeinschaft für Berufs- und Umweltdermatologie in der Deutschen Dermatologischen Gesellschaft (2008) Auswirkungen berufsbedingter Mehrfachsensibilisierungen gegen Nickel, Chromat und/oder Kobalt bei der BK 5101. Dermatol Beruf Umwelt. 56: 122–123

Geier, J., Lessmann, H., Becker, D., Dickel, H., John, S.M., Mahler, V., Rogosky, E., Skudlik, C., Wagner, E., Weisshaar, E., Diepgen, T.L. für die Arbeitsgruppe »Bewertung der Allergene bei BK 5101« der Arbeitsgemeinschaft für Berufs- und Umweltdermatologie in der Deutschen Dermatologischen Gesellschaft (2008) Auswirkungen einer berufsbedingten Sensibilisierung gegen Parabene bei der BK 5101. Dermatol Beruf Umwelt. 56: 160–161

Geier, J., Lessmann, H., Becker, D., Dickel, H., John, S.M., Mahler, V., Rogosky, E., Skudlik, C., Wagner, E., Weisshaar, E., Diepgen, T.L. für die Arbeitsgruppe »Bewertung der Allergene bei BK 5101« der Arbeitsgemeinschaft für Berufs- und Umweltdermatologie in der Deutschen Dermatologischen Gesellschaft (2008) Formaldehydabspalter. Dermatol. Beruf Umwelt. 56: 34–36

John, S.M. (2008)
Instrumente im Betrieb nutzen. Arbeit und Gesundheit. 6: 22–23

John, S.M. (2008)
Optionen für eine vernetzte interdsiziplinäre Prävention am Beispiel berufsbedingter Hautkrankheiten. GMS Ger Med Sci. 6: doc06 (Online-Publikation: *http//www.egms.de/en/gms/2008–6/000051.shtml*)

Jongh de, C.M., Khrenova, L., Kezic, S., Rustemeyer, T., Verberk, M.M., John, S.M. (2008)
Polymorphisms in the interleukin-1 gene influence the stratum corneum interleukin-1 alpha concentration in uninvolved skin of patients with chronic irritant contact dermatitis. Contact Dermatitis. 58: 263–268

Jongh de, C.M., Khrenova, L., Verberk, M., Calkoen, F., van Dijk, F.J.H., Voss, H., John, S.M., Kezic, S. (2008)
Loss-of-function polymorphisms in the filaggrin gene increase susceptibility to chronic irritant contact dermatitis. Br J Dermatol. 159: 621–627

Jongh de, C.M., John, S.M., Bruynzeel, D.P., Calkoen, F., van Dijk, F.J.H., Khrenova, L., Rustemeyer, T., Verberk, M.M., Kezic, S. (2008)
Cytokine gene polymorphisms and susceptibility to chronic irritant contact dermatitis. Contact Dermatitis. 58: 269 - 277

Melnik, B., Schmitz, G. (2008)
FGFR2-Signaltransduktionswege in der Pathogenese der Akne. J Dtsch Dermatol Ges. 9: 1 - 9

Melnik, B.C., Vakilzadeh, F., Aslanidis, C., Schmitz, G. (2008)
Unilateral segmental acneiform naevus: a model disorder towards understanding fibroblast growth factor receptor 2 function in acne? Br J Dermatol. 158: 1397 - 1399

Mertin, M., Frosch, P., Kügler, K., Sieverding, M., Goergens, A., Wulfhorst, B., John, S.M. (2008)
Hautschutzseminare für Beschäftigte in Metall- & Maschinenbauberufen. Die BG. 10: 318 - 323

Ottens, S., Alter, M., Breuer, K., Heratizadeh, A., Werfel, T. (2008)
Klinischer Verlauf von Nahrungsmittelallergien. Nahrungsmittelspezifische Unterschiede bei Reaktionstyp und Toleranzinduktion. Kinder- und Jugendarzt. 39

Ottens, S., Breuer, K., Alter, M., Kapp, A., Werfel, T. (2008)
Therapeutische Diäten und Toleranzentwicklung von Kindern mit atopischer Dermatitis und Nahrungsmittelallergie. Ernährungs Umschau. 5: 272 - 279

Schliemann, S., Kelterer, D., Bauer, A., John, S.M., Skudlik, C., Schindera, I., Wehrmann, W., Elsner, P. (2008)
Tacrolimus ointment in the treatment of occupationally induced chronic hand dermatitis. Contact Dermatitis. 58: 299 - 306

Schröder, C.M., Höller Obrigkeit, D., Merk, H.F., Abuzahra, F. (2008)
Nekrotisierende toxische Kontaktdermatitis der Kopfhaut durch Wasserstoffperoxid. Hautarzt. 59(2): 148 - 150

Schürer, N.Y. (2008)
Gefahren im Badeurlaub: Petermännchen und andere Überraschungen. Pharmazeutische Zeitung. 23

Schürer, N.Y., Bock, M. (2008)
Lowering lesional surface pH in acne: a new treatment modality of Herpifix®. Journal of Dermatological Treatment. 10: 1 – 4

Skudlik, C. (2008)
Personalia: Hufeland-Preis für Präventivmedizin erstmals an einen Dermatologen. J Dtsch Dermatol Ges. 6: 522

Skudlik, C., Breuer, K., Jünger, M., Allmers, H., Brandenburg, S., John, S.M. (2008)
Optimierte Versorgung von Patienten mit berufsbedingten Handekzemen Hautarztverfahren und Stufenverfahren Haut der gesetzlichen Unfallversicherung. Hautarzt. 59: 690 – 695

Skudlik, C., Dulon, M., Wendeler, D., John, S.M., Nienhaus, A. (2008)
Hand Eczema in Geriatric Nurses in Germany – Prevalence and Risk Factors. Contact Dermatitis (im Druck)

Skudlik, C., John, S.M., Becker, D., Dickel, H., Geier, J., Lessmann, H., Mahler, V., Rogosky, E., Wagner, E., Weisshaar, E., Diepgen, T.L. für die Arbeitsgruppe »Bewertung der Allergene bei BK 5101« der Arbeitsgemeinschaft für Berufs- und Umweltdermatologie in der Deutschen Dermatologischen Gesellschaft (2008)
Begründung für die Beurteilung der Auswirkungen von Allergien gegenüber Wollwachsalkoholen und Cetylstearylalkohol um Rahmen der MdE-Bewertung. Dermatol Beruf Umwelt. 56: 66 – 69

Skudlik, C., John, S.M., Becker, D., Dickel, H., Geier, J., Lessmann, H., Mahler, V., Rogosky, E., Wagner, E., Weisshaar, E., Diepgen, T.L. für die Arbeitsgruppe »Bewertung der Allergene bei BK 5101« der Arbeitsgemeinschaft für Berufs- und Umweltdermatologie in der Deutschen Dermatologischen Gesellschaft (2008)
Begründung für die Beurteilung einer Duftstoffallergie (Allergene des Duftstoff-Mix, Allergene des Duftstoff-Mix II, Lyral) im Rahmen der MdE-Bewertung. Dermatol Beruf Umwelt. 56: 25 – 30

Skudlik, C., Weisshaar, E., Scheidt, R., Wulfhorst, B., Diepgen, T.L., Elsner, P., Schönfeld, M., John, S.M. (2008)
Multicenter Study «Medical-Occupational Rehabiitation Procedure Skin – Optimizing and Quality Assurance of Inpatient-Management (ROQ)«. J Dtsch Dermatol Ges. 6: 1 – 5

Skudlik, C., Wulfhorst, B., Gediga, G., Bock, M., Allmers, H., John, S.M. (2008) Tertiary individual prevention of occupational skin diseases – a decade's experience with recalcitrant occupational dermatitis. Int Arch Occup Environ Health. 81(8): 1059 – 1064

Weisshaar, E., Becker, D., Dickel, H., Geier, J., John, S.M., Lessmann, H., Mahler, V., Rogosky, E., Skudlik, C., Wagner, E., Diepgen, T.L. für die Arbeitsgruppe »Bewertung der Allergene bei BK 5101« der Arbeitsgemeinschaft für Berufs- und Umweltdermatologie in der Deutschen Dermatologischen Gesellschaft (2008) Begründung für die Beurteilung der Auswirkungen einer Allergie gegenüber Benzocain im Rahmen der MdE-Bewertung. Dermatol Beruf Umwelt. 56: 117 – 119

Weisshaar, E., Diepgen, T.L., Becker, D., Dickel, H., Geier, J., John, S.M., Lessmann, H., Mahler, V., Rogosky, E., Skudlik, C., Wagner, E. für die Arbeitsgruppe »Bewertung der Allergene bei BK 5101« der Arbeitsgemeinschaft für Berufs- und Umweltdermatologie in der Deutschen Dermatologischen Gesellschaft (2008)
Begründung für die Beurteilung der Auswirkung einer Allergie gegenüber Bufexamac im Rahmen der MdE-Bewertung. Dermatol Beruf Umwelt. 56: 31 – 33

Wiesmüller, G.A., Weißbach, W., Bank, C., Dott, W., Schröder, C., Baron, J.M., Merk, H.F., Kunert, H.J., Wälte, D., Podoll, K. (2008)
Umweltmedizinischer Untersuchungsgang. Allergologie. 31(2): 61 – 70

Vorträge

Allmers, H. (2008)
Allergien an Haut und Schleimhäuten: Typ-1-Allergien. Seminar: »Berufskrankheiten an Haut und Schleimhäuten – Pathogenese und Prävention«. Osnabrück, 28. – 30.01.2008

Allmers, H. (2008)
Allergien an Haut und Schleimhäuten: Typ-1-Allergien. Seminar: »Berufskrankheiten an Haut und Schleimhäuten – Pathogenese und Prävention«. Osnabrück, 27. – 29.02.2008

Allmers, H. (2008)
Schweres berufsbedingtes allergisches Asthma: Neue Therapieansätze mit Anti-IgE. 4. bundesweiter Betriebsärztetag des Bundesverbandes selbstständiger Arbeitsmediziner und freiberuflicher Betriebsärzte.
Osnabrück, 08. – 09.03.2008

Allmers, H. (2008)
Declining cost of occupational allergies to NRL in the privately run German Health Care System. Malaysian Rubber Export Promotion Council Seminar: »Gloves: Managing Infection Control Effectively«.
Melbourne (Australien), 08.12.2008

Allmers, H. (2008)
Declining cost of occupational allergies to NRL in the privately run German Health Care System. Malaysian Rubber Export Promotion Council Seminar: »Gloves: Managing Infection Control Effectively«.
Sydney (Australien), 10.12.2008

Allmers, H. (2008)
Declining cost of occupational allergies to NRL in the privately run German Health Care System. Malaysian Rubber Export Promotion Council Seminar: »Gloves: Managing Infection Control Effectively«.
Brisbane (Australien), 12.12.2008

Braumann, A. (2008)
Forum Handschuhberatung – Hilfen für die Praxis: Gesundheitsdienst. DVGPR-Arbeitstagung Gesundheitspädagogik.
Osnabrück, 19. – 20.9.2008

Breuer, K. (2008)
Moderne Prävention und Rehabilitation von Berufsdermatosen. Dermatologikum Hamburg.
Hamburg, 15.01.2008

Breuer, K., John, S.M., Wulfhorst, B., Allmers, H. (2008)
Schulungskonzepte für Jugendliche in der Berufsdermatologie. 5. Gemeinsame Jahrestagung der AG Asthmaschulung im Kindes- und Jugendalter e.V. (AGAS) und der AG Neurodermitisschulung (AGNES).
Osnabrück, 29.02. – 01.03.2008

Breuer, K. (2008)
SIP und TIP sind hip. Prävention und Rehabilitation von Berufsdermatosen. Problem Berufsdermatose - Lösungsansätze für den Betriebsarzt und die Unfallversicherungsträger, Berufsgenossenschaftliches Unfallkrankenhaus Hamburg.
Hamburg, 09.04.2008

Breuer, K. (2008)
Management von Berufsdermatosen. Hamburger Qualitätszirkel Allergologie.
Hamburg, 20.05.2008

Breuer, K. (2008)
Schwere Kontaktallergie auf Arbeitssicherheitsschuhe. 11. Norddeutscher Allergieroundtable.
Stade, 23. - 24.05.2008

Breuer, K. (2008)
Spezielle sozialmedizinische Gesichtspunkte bei ausgewählten Krankheitsgruppen: Chronische Dermatosen unter besonderer Berücksichtigung von Psoriasis, Neurodermitis und Kontaktekzem. Tagung der Deutschen Rentenversicherung Bund.
Bensheim, 12.06.2008

Breuer, K. (2008)
Prävention und Rehabilitation bei Berufsdermatosen. Tagung Medizinische Prävention und Rehabilitation in Polen und Deutschland der Deutschen Gesetzlichen Unfallversicherung und der Polnischen Sozialversicherungskasse für Landwirte.
Krakau (Polen), 13.06.2008

Breuer, K. (2008)
Reha-Management am Beispiel der BK 5101. Tagung der Berufshelfer/Reha-Manager.
Hamburg, 18.06.2008

Breuer, K. (2008)
Neues Hautarztverfahren und Präventionskampagne: Prävention von Berufsdermatosen durch den Betriebsarzt. 7. Tag der Arbeitsmedizin.
Hamburg, 21.06.2008

Breuer, K. (2008)
Gefahr erkannt – Gefahr gebannt. Prävention und Rehabilitation von Berufsdermatosen. Eröffnungsveranstaltung der 1. Braunschweiger Tage der Arbeitssicherheit.
Braunschweig, 26.06.2008

Breuer, K. (2008)
Update topische Calcineurininhibitoren. 3. Gemeinsamer Deutscher Allergie-Kongress.
Erfurt, 10. – 13.09.2008

Breuer, K. (2008)
BK 5101. BK-Forum der BG Metall Nord Süd.
Hamburg, 18.09.2008

Breuer, K. (2008)
Management von Berufsdermatosen im Berufsgenossenschaftlichen Unfallkrankenhaus Hamburg. Heilverfahrensausschuss Nord.
Hamburg, 04.10.2008

Breuer, K. (2008)
Nahrungsmittelallergien und Histaminintoleranz – was passiert da? XXIV. Gastroenterologisches Colloquium »Medizin und Ernährung«.
Bremerhaven, 25.10.2008

Dulon, M., Skudlik, C., Nienhaus, A. (2008)
Prevention of Hand Eczema – An intervention study in Geriatric Nurses. 9. Congress of the European Society of Contact Dermatitis.
Estoril (Portugal), 28. – 31.05.2008

Hübner, A., Mertin, M. (2008)
Evidenzbasierte Präventionsempfehlungen für Personen mit berufsbedingten Hauterkrankungen. DVGPR-Arbeitstagung Gesundheitspädagogik.
Osnabrück, 19. – 20.9.2008

John, S.M. (2008)
Best Practice. Diagnostik und Therapie »mit allen geeigneten Mitteln«. 1. Mainzer Dermatologenabend der BGW.
Mainz, 16.01.2008

John S.M. (2008)
»Neue Entwicklungen bei arbeitsbedingten Hautkrankheiten: Stufenverfahren Haut und Präventionskonzepte. Schulungs- und Beratungszentren.« Arbeitsmedizinische Falldemonstrationen und Fallbesprechungen des Zentralinstituts für Arbeitsmedizin und Maritime Medizin, Universität Hamburg (Prof. X. Baur)
Hamburg, 11.02.2008

John, S.M. (2008)
»Berufseingangsuntersuchung, Sinn und Unsinn. 5. gemeinsame Jahrestagung AGNES und AGAS.
Osnabrück, 29.02. - 01.03.2008

John, S.M. (2008)
Neue Entwicklungen bei arbeitsbedingten Hautkrankheiten: Bundesweite Kampagne zum Schutz der Haut, Hautschutz im Betrieb. 4. bundesweiter Betriebsärztetag. Bundesverband selbstständiger Arbeitsmediziner und freiberuflicher Betriebsärzte (BSAfB).
Osnabrück, 07. - 08.03.2008

John, S.M. (2008)
Optionen für eine verbesserte Sekundärprävention durch den Betriebsarzt: Optimiertes Hautarztverfahren und Präventionskampagne Haut. 48. Jahrestagung der Deutschen Gesellschaft für Arbeitsmedizin und Umweltmedizin.
Hamburg, 12. - 15.03.2008

John, S.M,. Bindzius, F., Doepke, G. (2008)
Healthy Skin campaign and multi-step-prevention in the health sector
IVSS Workshop Skin@Work, Internationale Sektion der IVSS für die Verhütung von Arbeitsunfällen und Berufskrankheiten im Gesundheitswesen.
Dresden, 16. - 18.04.2008

John, S.M. (2008)
»Warum die Haut krank wird: Ursachen von Hauterkrankungen«, »Risiken in der Freizeit«, »Risiken im Beruf«. Presseseminar »Deine Haut. Die wichtigsten 2 m^2 Deines Lebens« von DGUV, BKK-Bundesverband.
Berlin, 25.04.2008

John, S.M. (2008)
Neue Forschungsergebnisse zum Hautarztverfahren und Stufenverfahren Haut: Bilaterale Evaluation der Eckpfeiler der Frühintervention. 8. Dermatologisches Alpenseminar.
Grainau, 01. – 04.05.2008

John, S.M. (2008)
Berufsdermatologie. Symposium »Fortbildung Dermatologie« (Prof. B. Melnik, Prof. W. Wohlrab).
Berlin, 01.06.2008

John, S.M. (2008)
Hautarztverfahren. 37. Dermatologisches Kolloquium der Universitätshautklinik Würzburg. Würzburg, 11.6.2008

John, S.M. (2008)
Neues Bamberger Merkblatt aus Dermatologischer Sicht. Konsensuskonferenz Bamberger Merkblatt (ABD, DGUV, DGAUM).
Potsdam, 12.06.2008

John, S.M. (2008)
Neue Forschungsergebnisse zur Hautreinigung. 9. Internationaler Hautschutztag.
Krefeld, 18.06.2008

John, S.M. (2008)
Forschungsvorhaben ROQ. 3. Zwischenbericht. Aktuelle Trends. Berufskrankheiten Forum der Klinik für Berufskrankheiten Bad Reichenhall.
Bad Reichenhall, 10.07.2008

John, S.M. (2008)
»Hauttestung berufsspezifischer Substanzen«, »JArbSchG, G24, TRGS 401, GefStoffVO«, »Falldiskussionen«, »Selfassessment«. Ärzteseminar zur Berufsdermatologie (ABD, DGUV). Aufbauseminar.
München, 20.07.2008

John, S.M. (2008)
Berufliche Handekzeme: Risikofaktoren und Verlauf. 21. Fortbildungswoche für praktische Dermatologie und Venerologie.
München, 20. – 25.07.2008

John, S.M. (2008)
Tertiäre Individualprävention-stationäre Rehabilitation von schweren Berufsdermatosen. Wissenschaftliches Kolloquium der Universitätshautklinik Dresden (Prof. M. Meurer).
Dresden, 30.07.2008

John, S.M. (2008)
Jochen Schwanitz Gedächtnisvorlesung. 81. Tagung der Norddeutschen Dermatologischen Gesellschaft (NDG).
Lübeck, 05. - 07.09.2008

John, S.M. (2008)
»Hautarztverfahren im Rahmen des § 3 BKV und BK-Anzeige« , »Berufsdermatologisch relevante Diagnostik«, »Präventionsmaßnahmen (Übersicht), TRGS 401, GefStoffVO« «Falldiskussionen« «Selfassessment«.Ärzteseminar zur Berufsdermatologie (ABD, DGUV. Grundseminar.
Haan, 18.10.2008

John S.M. (2008)
»Hauttestung berufsspezifischer Substanzen«, »Berufsdermatologisch relevante anlagebedingte Erkrankungen JArbSchG, G24«, »Falldiskussionen«, »Selfassessment«. Ärzteseminar zur Berufsdermatologie (ABD, DGUV). Aufbauseminar.
Haan, 19.10.2008

John S.M. (2008)
»Aufgabezwang, MdE-Einschätzung, Nachbegutachtung, wesentliche Änderung«, »Streitgegenstände in SG-Verfahren«, »Berufsbedingter Hautkrebs, §9 Abs. 2 BKV«, »Falldiskussionen«, »Vergütung berufsdermatologischer Leistungen«, »Selfassessment«. Ärzteseminar zur Berufsdermatologie (ABD, DGUV). Spezialseminar.
Haan, 25.10.2008

John S.M. (2008)
»Berufsdermatologie 2008: Aktuelle Entwicklung aus der Berufsdermatologie/Qualitätssicherung«, »Forschungsvorhaben ROQ«, »Neue BK 5103 ?«, »Falldiskussionen«, »Selfassessment«. Ärzteseminar zur Berufsdermatologie (ABD, DGUV). Qualitätszirkel.
Haan, 26.10.2007

John S.M. (2008)
SIP und TIP. Prävention und Rehabilitation von Berufsdermatosen. Symposium »Problem Berufsdermatose – Lösungsansätze für den Betriebsarzt und die Unfallversicherungsträger«. Landesverband Nordwestdeutschland der DGUV, VDBW, Gewerbeärztlicher Dienst.
Hannover, 05.11.2008

John S.M. (2008)
Helping hands. Prevention of contact dermatitis. Symposium Contact Dermatitis: From science to clinic (Prof. Derk P. Bruynzeel).
Amsterdam (Niederlande), 21.11.2008

John S.M. (2008)
»Berufskrankheit Handekzem« und Workshop »BG-Prozess/Falldemonstrationen«. Symposium »Beim Handekzem handeln: Von der Diagnostik zum effektiven Therapiemanagement.« (Prof. M. Meurer).
Dresden 28. – 29.11.2008

Khrenova, L., Kezic, S., Jongh de, C.M., Verberk, M.M., Dijk van, F.J.H., Calkoen, F., John, S.M. (2008)
Nullmutationen im Filaggrin-Gen als Risikofaktor für die Entwicklung chronisch-irritativer Kontaktdermatitis. 81. Jahrestagung der Norddeutschen Dermatologischen Gesellschaft (NDG).
Lübeck, 05. – 07.09.2008

Mertin, M., Frosch, P.J., Goergens, A., Wulfhorst, B., John, S.M. (2008)
Ambulante Sekundäre Individualprävention für Beschäftigte in der Maschinenbau- und Metallbranche. 8. Dermatologisches Alpenseminar.
Grainau, 01. – 04.05.2008

Mertin, M. (2008)
Ambulante Sekundäre Individualprävention für Beschäftigte in der Maschinenbau- und Metallbranche. DVGPR-Arbeitstagung Gesundheitspädagogik.
Osnabrück, 19. – 20.9.2008

Mertin, M., Schmitz, R. (2008)
Qualifikation zum Schulungsleiter für die Patientenedukation von Personen mit berufsbedingten Hauterkrankungen – Vorstellung des Trainer-Seminars. DVGPR-Arbeitstagung Gesundheitspädagogik.
Osnabrück, 19. – 20.9.2008

Schürer, N.Y. (2008)
Aknetherapie. DSKB Seminar Dr. August Wolff GmbH.
Bielefeld, 14.02.2008

Schürer, N.Y. (2008)
Aknetherapie. DSKB Seminar Dr. August Wolff GmbH.
Bielefeld, 06.03.2008

Schürer, N.Y. (2008)
Aknetherapie. DSKB Seminar Dr. August Wolff GmbH.
Bielefeld, 24.04.2008

Schürer, N.Y. (2008)
Relevance of an acid pH for skin barrier function. Nigerian National Dermatology Congress.
Lagos (Nigeria), 19.06.2008

Schürer, N.Y. (2008)
Plenarvortrag: Globalisierung und Klimawandel. 21. Fortbildungswoche für praktische Dermatologie und Venerologie.
München, 22.07.2008

Schürer, N.Y. (2008)
Chemical Peeling I: Oberflächliches Peeling. 18. Fortbildungswoche für praktische Dermatologie und Venerologie.
München, 24.07.2008

Sieverding, M., Mertin, M., Wulfhorst, B., John, S.M. (2008)
Health education experiments for demonstrating the effects of skinprotective interventions. IVSS Workshop Skin@Work, Internationale Sektion der IVSS für die Verhütung von Arbeitsunfällen und Berufskrankheiten im Gesundheitswesen.
Dresden, 16. - 18.04.2008

Sieverding, M. (2008)
Forum Handschuhberatung - Hilfen für die Praxis: Maschinenbau- und Metallbranche. DVGPR-Arbeitstagung Gesundheitspädagogik.
Osnabrück, 19. - 20.9.2008

Skudlik, C. (2008)
Atopie und ihre Bedeutung für berufsbedingte Haut- und Schleimhautmanifestationen. Seminar »Berufskrankheiten an Haut und Schleimhäuten – Pathogenese und Prävention«.
Osnabrück, 28.01. – 30.01.2008

Skudlik, C. (2008)
Allergie an Haut und Schleimhäuten: Allergische Kontaktekzeme. Seminar »Berufskrankheiten an Haut und Schleimhäuten – Pathogenese und Prävention«.
Osnabrück, 28. – 30.01.2008

Skudlik, C. (2008)
Haut und Sport. Asics Triathlon-Jugendakademie.
Bad Gandersheim, 02.02.2008

Skudlik, C. (2008)
Diagnostik und Therapie »mit allen geeigneten Mitteln«. Case-Management und Abrechnung in der Berufsdermatologie. 1. Dresdener Dermatologenabend der BGW.
Dresden, 20.02.2008

Skudlik, C. (2008)
Atopie und ihre Bedeutung für berufsbedingte Haut- und Schleimhautmanifestationen. Seminar »Berufskrankheiten an Haut und Schleimhäuten – Pathogenese und Prävention«.
Osnabrück, 27. – 29.02.2008

Skudlik, C. (2008)
Allergie an Haut und Schleimhäuten: Irritative und allergische Kontaktekzeme. Seminar »Berufskrankheiten an Haut und Schleimhäuten – Pathogenese und Prävention«.
Osnabrück, 27. – 29.02.2008

Skudlik, C. (2008)
Diagnostik und Therapie »mit allen geeigneten Mitteln«. Case-Management und Abrechnung in der Berufsdermatologie. 1. Kölner Dermatologenabend der BGW.
Köln, 02.04.2008

Skudlik, C. (2008)
Workshop für Betriebsärzte: »Prävention berufsbedingter Hauterkrankungen in Theorie und Praxis«. Landesinstitut für Gesundheit und Arbeit des Landes Nordrhein-Westfalen.
Bochum, 08. – 09. 04. 2008

Skudlik, C. (2008)
Diagnostik und Therapie »mit allen geeigneten Mitteln«. Case-Management und Abrechnung in der Berufsdermatologie. 1. Karlsruher Dermatologenabend der BGW.
Karlsruhe, 23. 04. 2008

Skudlik, C., Dulon, M., John, S.M., Nienhaus, A. (2008)
Prävalenz von Handekzemen in der Altenpflege – Erste Ergebnisse der KRISTA-Studie. 8. Dermatologisches Alpenseminar.
Grainau, 01. – 04.05.2008.

Skudlik, C. (2008)
Atopie: Bewertung bei der (Nach-)Begutachtung. VII. Potsdamer BK-Tage.
Potsdam, 13. – 14. 06. 2008

Skudlik, C. (2008)
Verringerung von Hauterkrankungen – Was kann und soll die GDA aus Sicht der Dermatologie beisteuern? 8. Bad Hersfelder Präventionstage der Deutschen Gesetzlichen Unfallversicherung.
Bad Hersfeld, 23. – 24. 06. 2008

Skudlik, C. (2008)
Diagnostik und Therapie »mit allen geeigneten Mitteln«. Case-Management und Abrechnung in der Berufsdermatologie. 1. Berliner Dermatologenabend der BGW.
Berlin, 25. 06. 2008

Skudlik, C. (2008)
Forschungsvorhaben »ROQ«: 3. Zwischenbericht, aktuelle Trends. Falkensteiner BK-Tage/Interdisziplinäre Fortbildungsveranstaltung.
Falkenstein, 03. 07. 2008

Skudlik, C. (2008)
Diagnostik und Therapie »mit allen geeigneten Mitteln«: Case-Management und Abrechnung in der Berufsdermatologie. 21. Fortbildungswoche für praktische Dermatologie und Venerologie.
München, 20. – 25. 07. 2008

Skudlik, C. (2008)
Berufsdermatosen – Das Hautarztverfahren in der täglichen Praxis optimieren. 3. Dermatologisches Innovationsseminar.
Montabaur, 03. – 05. 10. 2008

Skudlik, C. (2008)
Diagnostik und Therapie »mit allen geeigneten Mitteln. Case Management und Abrechnung in der Berufsdermatologie. 1. Magdeburger Dermatologenabend der BGW.
Braunschweig, 02. 07. 2008

Skudlik, C. (2008)
Aktuelles aus der Berufsdermatologie im Zeichen der Präventionskampagne Haut 2007/2008. Mitgliederversammlung des Landesverbandes Nordrhein und des Berufsverbandes der Deutschen Dermatologen.
Düsseldorf, 25. 10. 2008

Skudlik, C. (2008)
Allergie an Haut und Schleimhäuten: Irritative und allergische Kontaktekzeme. Seminar: »Berufskrankheiten an Haut und Schleimhäuten – Pathogenese und Prävention«.
Osnabrück, 29. – 31. 10. 2008

Skudlik, C. (2008)
Atopie und ihre Bedeutung für berufsbedingte Haut- und Schleimhautmanifestationen. Seminar: »Berufskrankheiten an Haut und Schleimhäuten – Pathogenese und Prävention«. Osnabrück, 29. – 31. 10. 2008

Skudlik, C. (2008)
Berufsbedingte Hauterkrankungen – Diagnose und Therapie mit »mit allen geeigneten Mitteln«. Landesinstitut für Gesundheit und Arbeit des Landes Nordrhein-Westfalen.
Köln, 04. 11. 2008

Skudlik, C. (2008)
Allergische Hautreaktionen. DGK-IKW Fortbildungskurs II: Lokalverträglichkeit, Immunologie und Sensibilisierung. Deutsche Gesellschaft für wissenschaftliche und angewandte Kosmetik e. V.
Dortmund, 06. – 07. 11. 2008

Skudlik, C. (2008)
Hitlisten kosmetisch relevanter Allergene. DGK-IKW Fortbildungskurs II: Lokalverträglichkeit, Immunologie und Sensibilisierung. Deutsche Gesellschaft für wissenschaftliche und angewandte Kosmetik e. V.
Dortmund, 06. – 07.11.2008.

Skudlik, C. (2008)
Aktuelles aus der Berufsdermatologie im Zeichen der Präventionskampagne Haut 2007/2008. Mitgliederversammlung des Landesverbandes Bayern und des Berufsverbandes der Deutschen Dermatologen.
München, 15. 11. 2008

Skudlik, C. (2008)
Workshop für Betriebsärzte: »Prävention berufsbedingter Hauterkrankungen in Theorie und Praxis«. Berufsgenossenschaft für Gesundheitsdienst und Wohlfahrtspflege.
Dresden, 17. – 18. 11. 2008

Skudlik, C. (2008)
Die Haut – Was ist das? Berufsbedingte Hauterkrankungen. Fachtagung »Mit heiler Haut....Hautschutz am Arbeitsplatz«. Unfallkasse Baden-Württemberg.
Stuttgart, 28.11.2008.

Skudlik, C. (2008)
Aktuelles aus der Berufsdermatologie: Wie können Dermatologen und ihre Patienten profitieren? 11. Tagung der Dermatologischen Wissenschafts- und Fortbildungsakademie NRW.
Köln, 28. – 30. 11. 2008

Wetzky, U. Schoening, S. (2008)
Forum Handschuhberatung – Hilfen für die Praxis: Friseurhandwerk. DVGPR-Arbeitstagung Gesundheitspädagogik.
Osnabrück, 19. – 20. 09. 2008

Wiedl, K., Wulfhorst, B., John, S.M. (2008)
Gesundheitspsychologische Aspekte des stationären Rehabilitationsverfahrens für Personen mit berufsbedingten Hauterkrankungen. IVSS Workshop Skin@Work, Internationale Sektion der IVSS für die Verhütung von Arbeitsunfällen und Berufskrankheiten im Gesundheitswesen.
Dresden, 16. - 18.04.2008

Wulfhorst, B. (2008)
Gesundheitspädagogische Schulungs- und Unterrichtsprogramme zur Prävention berufsbedingter Hauterkrankungen. 5. Gemeinsame Jahrestagung der AG Asthmaschulung im Kindes- und Jugendalter e.V. (AGAS) und der AG Neurodermitisschulung e.V. (AGNES).
Osnabrück, 29.02. - 01.03.2008

Wulfhorst, B. (2008)
Gesundheit im Zusammenhang mit Qualitätsentwicklung in der Schule. Hochschultage Berufliche Bildung.
Nürnberg, 12. - 14.03.2008

Wulfhorst, B., John, S.M. (2008)
Secondary Prevention of Occupational Skin Diseases: Sustainability of an Interdisciplinary Secondary Prevention Program. IVSS Workshop Skin@Work, Internationale Sektion der IVSS für die Verhütung von Arbeitsunfällen und Berufskrankheiten im Gesundheitswesen.
Dresden, 16. - 18.04.2008

Wulfhorst, B. (2008)
DGUV-Qualitätsstandards für gesundheitspädagogische Seminare. DVGPR-Arbeitstagung Gesundheitspädagogik.
Osnabrück, 19. - 20.9.2008

Poster

Terhaer, F., Bock, M., Schliemann, S., Seyfarth, F., Diepgen, T.L., Elsner, P., John, S.M. (2008)
Wissenschaftlich begründete Empfehlungen zur Hautreinigung: Das DGUV-Forschungsprojekt »In-vivo Evaluierung von Hautreinigungsprodukten« Postervortrag anlässlich der 81. Jahrestagung der Norddeutschen Dermatologischen Gesellschaft.
Lübeck, 05.-07.09.2008

Mertin, M., Sieverding, M., Wulfhorst, B., John, S.M. (2008)
Patientenschulungen für Beschäftigte mit berufsbedingten Hauterkrankungen in Metall- und Maschinenbauberufen. Gemeinsame Tagung des Netzwerks Rehabilitationsforschung in Bayern e.V. und des Zentrum Patientenschulung. Würzburg, 07.11.2008

Wetzky, U., Bock, M., Wulfhorst, B., John, S.M. (2008)
Effects of repetitive glove occlusion on the epidermal barrier. Workshop Skin@work ›Prävention von Hauterkrankungen im Gesundheitswesen‹.
Dresden, 16. - 18.04.2008

Wetzky, U., Bock, M., Wulfhorst, B., John, S.M. (2008)
Effects of repetitive glove occlusion on the epidermal barrier. 8. Dermatologisches Alpenseminar.
Grainau, 01. - 04.05.2008

Abstracts und Zusammenfassungen

John, S.M. (2008)
Optionen für eine verbesserte Sekundärprävention durch den Betriebsarzt: Optimiertes Hautarztverfahren und Präventionskampagne Haut. ASU. 43: 14

Kezic, S., de Jongh, C.M., Verberk, M., van Dijk, F.J.H., Calkoen, F., John, S.M., Khrenova, L. (2008)
Polymorphisms in the filaggrin gene increase susceptibility to chronic irritant contact dermatitis. Contact Dermatitis. 58: 35

Khrenova, L., Kezic, S., de Jongh, C.M., Verberk, M.M., van Dijk, F.J.H., Calkoen, F., John, S.M. (2008)
Nullmutationen im Filaggrin-Gen als Risikofaktor für die Entwicklung chronisch-irritativer Kontaktdermatitis. J Dtsch Dermatol Ges. 6: 905

Wetzky, U., Bock, M., Wulfhorst, B., John, S.M. (2008)
Effekte einer repetitiven Handschuhokklusion auf die epidermale Barriere. Dermatol Beruf Umwelt. 56(2): 87

Schlussbemerkung:
Dieses Verzeichnis wurde nach bestem Wissen erstellt, es erhebt jedoch nicht den Anspruch auf Vollständigkeit.

Kapitel 7 Veranstaltungen des Fachgebiets

Osnabrücker Dermatologie-Symposien

Vorbemerkung:
Um das an der Universität Osnabrück neue Fachgebiet "Dermatologie, Umweltmedizin und Gesundheitstheorie" in der Ärzteschaft Norddeutschlands zu etablieren, werden ab 1989 regelmäßig jährliche Symposien am ersten Samstag im November im Osnabrücker Schloss durchgeführt.

1. 1989 Thema: Allergologie
2. 1990 Thema: Atopiesyndrom
3. 1991 Thema: Lichtdermatosen
4. 1992 Thema: Pädiatrische Dermatologie
5. 1993 Thema: Tumoren der Haut
6. 1994 Thema: Umweltdermatologie
7. 1995 Thema: Psoriasis
8. 1996 Thema: Phlebologie – aktueller Stand und Perspektiven
9. 1997 Thema: Dermatomikrobiologie
10. 1998 Thema: Prävention in der Dermatologie
11. 1999 Thema: Trichologie
12. 2000 Thema: Frontiers of Dermatology
13. 2001 Thema: Dermatologische Kosmetologie
14. 2002 Thema: Aktuelle Therapieverfahren
15. 2003 Thema: Akne und Rosacea
16. 2004 Thema: Hautkrank durch den Beruf
17. 2005 Thema: Therapeutische Innovationen
18. 2006 Thema: Aktuelle Themen der Dermatologie und Allergologie
19. 2007 Thema: Prävention in der Dermatologie (zusammen mit der 18. Walsroder Tagung)

1. Berufsdermatologisch-sozialrechtliches Symposium an der Universität Osnabrück

Universität Osnabrück, 03.02.2005

2. Berufsdermatologisch-sozialrechtliches Symposium an der Universität Osnabrück

Dermatologische Prävention im Trialog
Berufsgenossenschaftliches Unfallkrankenhaus Hamburg, 04.12.2006

Erster Hamburger Dermatologenabend

Fortbildungsveranstaltung für Dermatologen
Berufsgenossenschaftliches Unfallkrankenhaus Hamburg, 20.06.2007

Fortbildungsveranstaltung Problem Berufsdermatose – Lösungsansätze für den Betriebsarzt und die Unfallversicherungsträger

Berufsgenossenschaftliches Unfallkrankenhaus Hamburg, 09.04.2008

Ausbildung zum Neurodermitistrainer (Arbeitsgemeinschaft Neurodermitisschulung e.V., Akademie Hannover-Hamburg)

Berufsgenossenschaftliches Unfallkrankenhaus Hamburg,
07.11.2008 – 08.11.2008, 28.11.2008 – 29.11.2008

Kapitel 8 Aktuelles Lehrangebot

apl. Prof. Dr. med. Henning Allmers

1. Berufsdermatologie, Allergologie und Arbeitsmedizin
2. Medizinische Aspekte der Entdeckungsreisen in den Polarregionen
3. Prävention und Gesundheitsförderung: Epidemiologie
4. Sofortmaßnahmen bei Unfällen in der Chemie
5. Unterstützung beim Nichtrauchen

Dr. rer. nat. Meike Bock

1. Grundlagen der biomedizinischen Statistik
2. Kolloquium für Doktoranden
3. Forschungswerkstatt Physiologie
4. Medizinisch-naturwissenschaftliche Grundlagen: Mensch – Zellen, Gewebe, Organe: Organsysteme im Überblick
5. Mensch – Bau und Funktion von Organsystemen: Anatomie und Physiologie I

apl. Prof. Dr. med. Swen Malte John

1. Berufsdermatologie, Allergologie und Arbeitsmedizin
2. Dermatologie I
3. Dermatologie III
4. Dermatologisches Oberseminar
5. Diagnose und Therapie
6. Hautphysiologie – Einführung und praktische Übungen
7. Immunologie und Umweltmedizin
8. Medizinisch-theoretisches Oberseminar für Examenskandidaten
9. Unfallversicherung im System des Arbeitsschutzes und der sozialen Sicherheit

Dr. rer. nat. Liubov Khrenova

1. Hautphysiologische Untersuchungsmethoden in der berufsdermatologischen Diagnostik

Flora Terhaer

1. Kolloquium zur Vorlesung Organsysteme im Überblick – Pathophysiologie der Organsysteme

apl. Prof. Dr. med. Nanna Y. Schürer

1. Dermatologie I
2. Dermatologie II
3. Medizinische Kosmetologie und Ästhetik: Vom Labor zur Praxis
4. Medizinische Kosmetologie und chemische Schälbehandlung der Haut: vom Labor zur Praxis
5. Mensch – Bau und Funktionen von Organsystemen: Anatomie und Physiologie II
6. Mensch – Bau und Funktionen von Organsystemen: Anatomie und Physiologie III

Dr. med. Peter Schulz

1. Dermatologie III (Trichologie)
2. Diagnose und Therapie
3. Immunologie und Umweltmedizin
4. Kolloquium zur Vorlesung Organsysteme im Überblick – Pathophysiologie der Organsysteme
5. Hautphysiologie – Einführung und praktische Übungen

Medizinisch-theoretisches Oberseminar für Examenskandidaten

Maike Sieverding

1. Prävention und Gesundheitsförderung: Grundlagen der Gesundheitspädagogik für Gesundheitswissenschaften
2. Prävention und Gesundheitsförderung: Grundlagen der Gesundheitspädagogik für Pflegewissenschaften
3. Praxisfelder der Gesundheitspädagogik für Pflegewissenschaften und Gesundheitswissenschaften
4. Kolloqium für Examenskandidaten
5. Kolloqium zu Prävention und Gesundheitsförderung: Gesundheitstheorie I

apl. Prof. Dr. rer. nat. Britta Wulfhorst

1. Kolloqium für Doktoranden
2. Kolloqium für Examenskandidaten
3. Prävention und Gesundheitsförderung: Gesundheitstheorie I
4. Prävention und Gesundheitsförderung: Gesundheitstheorie II
5. Prävention und Gesundheitsförderung: Grundlagen der Gesundheitspädagogik
6. Prävention und Gesundheitsförderung: Grundlagen der Gesundheitspädagogik für Gesundheitswissenschaften
7. Prävention und Gesundheitsförderung: Grundlagen der Gesundheitspädagogik für Pflegewissenschaften
8. Praxisfelder der Gesundheitspädagogik

PD Dr. med. Christoph Skudlik

1. Berufsdermatologie, Allergologie und Arbeitsmedizin
2. Dermatologie III (Trichologie)
3. Interdisziplinäres Forschungskolloquium Berufsdermatologie
4. Kolloquium für Dokotoranden

Nicht hauptamtliche Dozenten

Hon.- Prof. Dr. jur. Stephan Brandenburg

1. Recht im Gesundheitswesen
2. Sozialrecht: Unfallversicherung im System des Arbeitsschutzes und der sozialen Sicherheit

Prof. Dr. rer. pol.Björn Maier

1. Qualitätsorientierte Managementsansätze im Gesundheitssektor

apl. Prof. Dr. med. Bodo Melnik

1. Anleitung zum selbstständigen wissenschaftlichen Arbeiten für Examenskandidaten (Repititorium)
2. Repititorium Dermatologie und Allergologie für Examenskandidaten

apl. Prof. Dr. med., Dipl.-Biol. Wolfgang Wehrmann

1. Abrechnung und Liquidation I
2. Abrechnung und Liquidation II

Dr. med. Walter Wigger-Alberti

1. Hautbarriere und Prävention

Kapitel 9 Mitarbeit in Editorial Borads, wissenschaftlichen Gesellschaften und Gremien

apl. Prof. Dr. med. Henning Allmers

Mitgliedschaften und Funktionen:
1. Deutsche Gesellschaft für Arbeits- und Umweltmedizin (DGAUM)
2. Deutsche Gesellschaft für Allergologie und klinische Immunologie (DGAI)
3. Deutsche Gesellschaft für Medizinische Informatik, Biometrie und Epidemiologie e.V. (gmds)
4. Deutsche Gesellschaft für Luft- und Raumfahrtmedizin (DGLRM)
5. Aerospace Medical Association (ASMA), USA

Gutachter wissenschaftlicher Zeitschriften:
1. Journal of Allergy and Clinical Immunology
2. European Respiratory Journal
3. Clinical and Experimental Allergy
4. International Archives of Occupational and Environmental Health
5. Zeitschrift für Evaluation

Dr. rer. nat. Meike Bock

Mitgliedschaften und Funktionen:
Arbeitsgemeinschaft für Dermatologische Kosmetologie e.V. in der DDG (ADK)

PD Dr. med. Kristine Breuer

Mitgliedschaften und Funktionen:
1. Arbeitsgemeinschaft Neurodermitisschulung e.V. (Mitglied des Vorstandes, Landesqualitätsbeauftragte für das Bundesland Hamburg)

2. Kompetenznetz Patientenschulung
3. Arbeitsgemeinschaft Rehabilitation in der Dermatologie (AReD) (Mitglied des Vorstandes)
4. Deutsche Gesellschaft für Allergologie und Klinische Immunologie (DGAKI)
5. Deutsche Dermatologische Gesellschaft (DDG)
6. Norddeutsche Dermatologische Gesellschaft (NDG)
7. Hamburger Dermatologische Gesellschaft (HDG)
8. Arbeitsgemeinschaft für Berufs- und Umweltdermatologie e.V. in der Deutschen Dermatologischen Gesellschaft (ABD)
9. Deutsche Kontaktallergie Gruppe (DKG)
10. Yugoslavian Association of Allergists and Clinical Immunologists (YAACI) (Ehrenmitgliedschaft)

Gutachter wissenschaftlicher Zeitschriften:

1. Allergo Journal
2. Allergy
3. American Journal of Clinical Dermatology
4. Archives of Dermatological Research
5. Clinical and Experimental Allergy
6. Experimental Dermatology
7. Expert Opinion on Pharmacotherapy
8. Expert Opinion on Therapeutic Patents
9. Journal of the European Academy of Dermatology and Venerology
10. Der Hautarzt
11. Pharmaco Economics

apl.-Prof. Dr. med. Swen Malte John

Mitgliedschaften und Funktionen:

1. Arbeitsgemeinschaft für Berufs- und Umweltdermatologie e.V. in der Deutschen Dermatologischen Gesellschaft (ABD) (Stellvertretender Vorsitzender)
2. Arbeitsgruppe »Bewertung und Erfassung irritativer Hautschäden« der Arbeitsgemeinschaft für Berufs- und Umweltdermatologie e.V. (Vorsitzender)
3. Arbeitsgruppe »Qualitätssicherung im BK-Verfahren« der Arbeitsgemeinschaft für Berufs- und Umweltdermatologie e.V. (Vorsitzender)

4. Koordinator der Clearingstelle der Arbeitsgemeinschaft für Berufs- und Umweltdermatologie e.V. für Hautarztberichte und BK-Arztberichte
5. Koordinator des Curriculums für die ABD-Seminare zur Berufsdermatologie der Arbeitsgemeinschaft für Berufs- und Umweltdermatologie e.V.
6. Deutsche Dermatologische Gesellschaft (DDG)
7. Deutsche Gesellschaft für Allergologie und Immunitätsforschung (DGAI)
8. Deutsche Kontaktallergie Gruppe (DKG)
9. Informationsverbund dermatologischer Kliniken (IVDK)
10. Deutsche Vereinigung für Gesundheitspädagogik in der Prävention und Rehabilitation e.V. (DVGPR)
11. International Congress on Occupational Health (ICOH)
12. ICOH Scientific Committee on Occupational and Environmental Dermatology
13. International Society for Bioengineering and the Skin (ISBS)
14. Norddeutsche Dermatologische Gesellschaft (NDG)
15. Präventionskampagne Haut 2007–2008 der gesetzlichen Unfall- und Krankenversicherung (Mitglied der Projektleitung und Fachberatung)
16. Wissenschaftlicher Beirat der Redaktion des Fachorgans der deutschen Berufsdermatologie »Dermatologie in Beruf und Umwelt / Occupational and Environmental Dermatology«
17. International Commission on Occupational Health

Gutachter wissenschaftlicher Zeitschriften:

1. Contact Dermatitis
2. Der Hautarzt
3. Dermatologie in Beruf und Umwelt
4. Deutsches Ärzteblatt
5. Journal der Deutschen Dermatologischen Gesellschaft
6. Phlebologie
7. Skin Pharmacology and Physiology

Prof. Dr. rer. pol. Björn Maier

Mitgliedschaften und Funktionen:

1. 2. Vorsitzender des DVKC (Deutscher Verein für Krankenhaus Controlling) e.V.

Matthias Mertin

Mitgliedschaften und Funktionen:

1. Deutsche Vereinigung für Gesundheitspädagogik in der Prävention und Rehabilitation e.V. (DVGPR) (Mitglied des Vorstandes)

Dr. med. Claudia Margarita Schröder-Kraft

Mitgliedschaften und Funktionen:

1. Deutsche Dermatologische Gesellschaft (DDG)
2. Arbeitsgemeinschaft für Berufs- und Umweltdermatologie e.V. in der Deutschen Dermatologischen Gesellschaft (ABD)
3. Deutsche Gesellschaft für Allergologie und klinische Immunologie (DGAI)
4. Ärzteverband Deutscher Allergologen (ÄDA)
5. Arbeitsgemeinschaft Dermatologische Forschung (ADF)

PD Dr. med. Christoph Skudlik

Mitgliedschaften und Funktionen:

1. Deutsche Dermatologische Gesellschaft (DDG)
2. Arbeitsgemeinschaft für Berufs- und Umweltdermatologie e.V. in der Deutschen Dermatologischen Gesellschaft (ABD)
3. Deutsche Kontaktallergie Gruppe (DKG)
4. Arbeitsgemeinschaft Dermatologische Rehabilitation in der Deutschen Dermatologischen Gesellschaft
5. Arbeitsgruppe »Arbeitsstoffe« der Internationalen Vereinigung für soziale Sicherheit (IVSS) – Sektion Gesundheitswesen
6. Programm-Komitee des Internationalen Workshop »Prävention von Hauterkrankungen im Gesundheitswesen« der Internationalen Vereinigung für soziale Sicherheit (IVSS) – Sektion Gesundheitswesen, 16.04. – 18.04.2008, Dresden
7. Projektgruppe der DGUV-Multicenterstudie »Medizinisch-berufliches Rehabilitationsverfahren Haut – Optimierung und Qualitätssicherung des Heilverfahrens«
8. Arbeitsgruppe »Operation-Manual« der DGUV-Multicenterstudie »Medizinisch-berufliches Rehabilitationsverfahren Haut – Optimierung und Qualitätssicherung des Heilverfahrens« (Leitung)

9. Arbeitsgruppe »Qualitätssicherung im BK-Verfahren« der Arbeitsgemeinschaft für Berufs- und Umweltdermatologie in der Deutschen Dermatologischen Gesellschaft (Mitglied/Protokollführung)
10. Unterarbeitsgruppe »Leitlinie Hautarztverfahren« der Arbeitsgruppe »Qualitätssicherung im BK-Verfahren« der Arbeitsgemeinschaft für Berufs- und Umweltdermatologie in der Deutschen Dermatologischen Gesellschaft
11. Arbeitsgruppe »Bewertung der Allergene bei BK 5101« der Arbeitsgemeinschaft für Berufs- und Umweltdermatologie in der Deutschen Dermatologischen Gesellschaft
12. Arbeitsgruppe »Leitlinie Therapie des Handekzems« der Arbeitsgemeinschaft für Berufs- und Umweltdermatologie in der Deutschen Dermatologischen Gesellschaft
13. »BGW-Hautprojekt« der Berufsgenossenschaft für Gesundheitsdienst und Wohlfahrtspflege
14. Arbeitsgruppe zur Überarbeitung der Technischen Regel für Gefahrstoffe TRGS 530 beim Fachbereich der Berufsgenossenschaft für Gesundheitsdienst und Wohlfahrtspflege
15. Forschungsbegleitender Arbeitskreis der HVBG-Pilotstudie zum optimierten Hautarztverfahren

Gutachter wissenschaftlicher Zeitschriften:

1. Journal der Deutschen Dermatologischen Gesellschaft
2. Der Hautarzt
3. Dermatologie in Beruf und Umwelt

Katrin Wiedl

Mitgliedschaften und Funktionen:

1. Deutsche Gesellschaft für Verhaltenstherapie e.V.
2. Psychotherapeutenkammer Niedersachsen

apl.-Prof. Dr. rer. nat. Britta Wulfhorst

Mitgliedschaften und Funktionen:

1. Deutsche Gesellschaft für Erziehungswissenschaften (DGFE)
2. Arbeitsgemeinschaft Neurodermitisschulung e.V.
3. Deutsche Vereinigung für Gesundheitspädagogik in der Prävention und Rehabilitation e.V. (DVGPR) (Mitglied des Vorstandes)

4. Arbeitsgruppe »GPS-Standards« im Auftrag des Arbeitskreises »Anwendung des BK-Rechts« der Deutschen Gesetzlichen Unfallversicherung (DGUV)

Kapitel 10 Stipendien und Preise

2003

Batzdorfer, Ludger	1. Posterpreis der Arbeitsgemeinschaft für Berufs- und Umweltdermatologie e.V.
Dickel, Heinrich	1. Preis der Arbeitsgemeinschaft für Berufs- und Umweltdermatologie e.V. für Nachwuchswissenschaftler Posterpreis der Norddeutschen Dermatologischen Gesellschaft (NDG)
Skudlik, Christoph	1. Preis der Arbeitsgemeinschaft für Berufs- und Umweltdermatologie e.V. für Nachwuchswissenschaftler

2004

Allmers, Henning	Karmann-Innovations-Förderpreis für herausragende Arbeiten auf dem Gebiet der Gesundheitswissenschaften
Khrenova, Liubov	Förderpreis der Kreishandwerkerschaft für herausragende Arbeiten auf dem Gebiet des Technologie- und Wissenstransfers an der Universität Osnabrück
Uhlig, Sonja	Posterpreis der Norddeutschen Dermatologischen Gesellschaft

2005

John, Swen M.	Carrié-Schneider-Preis 2005, verliehen anlässlich der 8. Tagung der Arbeitsgemeinschaft für Berufs- und Umweltdermatologie (ABD) in der Deutschen Dermatologischen Gesellschaft, Graz
Schlesinger, Tanja	Förderpreis der Bildungsvereinigung Arbeit und Leben in Niedersachsen e.V. für herausragende Arbeiten aus dem Themenbereich »Wandel der Arbeits- und Lebensbedingungen der modernen Industrie-/Dienstleistungsgesellschaft« der Universität Osnabrück
Skudlik, Christoph	1. Posterpreis im Rahmen der 2. International Conference »Occupational and Environmental Exposures of Skin to Chemicals, Stockholm, Schweden

Wall, Marina	Homann-Studienpreis der Universität Osnabrück

2006

John, Swen M.	Hermal Förderpreis 2006: Neue Konzepte in Diagnostik und Therapie; verliehen anlässlich der 20. Fortbildungswoche für Dermatologie und Venerologie, München
Khrenova, Liubov	Stipendium der Zentralen Kommission für Frauenförderung und Gleichstellung »Pool Frauenförderung«, Universität Osnabrück
Skudlik, Christoph	Paracelsus-Kliniken-Förderpreis
Uhlig, Sonja	Stipendium der Zentralen Kommission für Frauenförderung und Gleichstellung »Pool Frauenförderung«, Universität Osnabrück

2007

Zuther, Marion	Posterpreis der Arbeitsgemeinschaft für Berufs- und Umweltdermatologie e.V.

2008

John, Swen M.	Hufelandpreis 2007 zur Förderung der Präventivmedizin, verliehen anlässlich eines Festaktes im Kölner Gürzenich im Beisein von BÄK und BMG am 19.03.2008
Mertin, Matthias	Posterpreis des Netzwerks Rehabilitationsforschung in Bayern e.V.
Wetzky, Ulrike	Förderpreis der Kreishandwerkerschaft für herausragende Arbeiten auf dem Gebiet des Technologie- und Wissenstransfers an der Universität Osnabrück